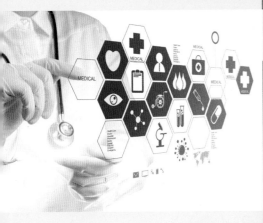

《科学美国人》 | 科学最前沿
精选系列 | 医药篇

现代医学
真的进步了吗

精选自
畅销全球
近170年
《科学美国人》

《环球科学》杂志社
外研社科学出版工作室 编

U0209616

外语教学与研究出版社
FOREIGN LANGUAGE TEACHING AND RESEARCH PRESS
北京 BEIJING

《科学美国人》精选系列

科学最前沿

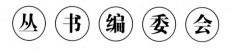

丛书主编

陈宗周 / 章思英

刘　芳 / 刘晓楠

丛书编委（按姓氏笔画排序）

王帅帅 / 刘　明 / 何　铭 / 罗　绮

褚　波 / 蔡　迪 / 廖红艳

序 集成再创新的有益尝试

欧阳自远
中国科学院院士　中国绕月探测工程首席科学家

　　《环球科学》是全球顶尖科普杂志《科学美国人》的中文版，是指引世界科技走向的风向标。我特别喜爱《环球科学》，因为她长期以来向人们展示了全球科学技术丰富多彩的发展动态；生动报道了世界各领域科学家的睿智见解与卓越贡献；鲜活记录着人类探索自然奥秘与规律的艰辛历程；传承和发展了科学精神与科学思想；闪耀着人类文明与进步的灿烂光辉，让我们沉醉于享受科技成就带来的神奇、惊喜之中，对科技进步充满敬仰之情。在轻松愉悦的阅读中，《环球科学》拓展了我们的知识，提高了我们的科学文化素养，也净化了我们的灵魂。

　　《环球科学》的撰稿人都是具有卓越成就的科学大家，而且文笔流畅，所发表的文章通俗易懂、图文并茂、易于理解。我是《环球科学》的忠实读者，每期新刊一到手就迫不及待地翻阅以寻找自己最感兴趣的文章，并会怀着猎奇的心态浏览一些科学最前沿命题的最新动态与发展。对于自己熟悉的领域，总想知道新的发现和新的见解；对于自己不熟悉的领域，总想增长和拓展一些科学知识，了解其他学科的发展前沿，多吸取一些营养，得到启发与激励！

每一期《环球科学》都刊载有很多极有价值的科学成就论述、前沿科学进展与突破的报告以及科技发展前景的展示。但学科门类繁多，就某一学科领域来说，必然分散在多期刊物内，难以整体集中体现；加之每一期《环球科学》只有在一个多月的销售时间里才能与读者见面，过后在市面上就难以寻觅，查阅起来也极不方便。为了让更多的人能够长期、持续和系统地读到《环球科学》的精品文章，《环球科学》杂志社和外语教学与研究出版社合作，将《环球科学》刊登的科学前沿精品文章，按主题分类，汇编成"科学最前沿"系列丛书，再度奉献给读者，让更多的读者特别是年轻的朋友们有机会系统地领略和欣赏众多科学大师的智慧风采和科学的无穷魅力。

"科学最前沿"系列丛书包括七个分册：

1. 天文篇——《太空移民 我们准备好了吗》

2. 医药篇——《现代医学真的进步了吗》

3. 健康篇——《谁是没病的健康人》

4. 环境与能源篇——《拿什么拯救你 我的地球》

5. 科技篇——《科技时代 你OUT了吗》

6. 数理与化学篇——《霍金和上帝 谁更牛》

7. 生物篇——《谁是地球的下一个主宰》

当前，我们国家正处于科技创新发展的关键时期，创新是我们需要大力提倡和弘扬的科学精神。"科学最前沿"系列丛书的出版发行，与国际科技发展的趋势和广大公众对科学知识普及的需求密切结合；是提高公众的科学文化素养和增强科学判别能力的有力支撑；是实现《环球科学》传播科学知识、弘扬科学精神和传承科学思想这一宗旨的延伸、深化和发扬。编辑出版"科学最前沿"系列丛书是一种集成再创新的有益尝试，对于提高普通大众特别是青少年的科学文化水平和素养具有很大的推动意义，值得大加赞扬和支持，同时也热切希望广大读者喜爱"科学最前沿"系列丛书！

前言 科学奇迹的见证者

陈宗周

《环球科学》杂志社社长

1845年8月28日，一张名为《科学美国人》的科普小报在美国纽约诞生了。创刊之时，创办者鲁弗斯·波特（Rufus Porter）就曾豪迈地放言：当其他时政报和大众报被人遗忘时，我们的刊物仍将保持它的优点与价值。

他说对了，当同时或之后创办的大多数美国报刊都消失得无影无踪时，快满170岁的《科学美国人》却青春常驻、风采迷人。

如今，《科学美国人》早已由最初的科普小报变成了印刷精美、内容丰富的月刊，成为全球科普杂志的标杆。到目前为止，它的作者，包括了爱因斯坦、玻尔等148位诺贝尔奖得主——他们中的大多数是在成为《科学美国人》的作者之后，再摘取了那顶桂冠。它的读者，从爱迪生到比尔·盖茨，无数人在《科学美国人》这里获得知识与灵感。

从创刊到今天的一个多世纪里，《科学美国人》一直是世界前沿科学的记录者，是一个个科学奇迹的见证者。1877年，爱迪生发明了留声机，当他带着那个人类历史上从未有过的机器怪物在纽约宣传时，他的第一站便选择了《科学美国人》编辑部。爱迪生径直走进编辑部，把机器放在一张办公桌上，然后留声机开始说话："编辑先生们，你们伏案工作很辛苦，爱迪生先生托我向你们问好！"正在工作的编辑们惊讶得目瞪口呆，手中的笔停在空中，久久不能落下。这一幕，被《科学美国人》记录下来。1877年12月，

《科学美国人》刊文，详细介绍了爱迪生的这一伟大发明，留声机从此载入史册。

留声机，不过是《科学美国人》见证的无数科学奇迹和科学发现中的一个例子。

可以简要看看《科学美国人》报道的历史：达尔文发表《物种起源》，《科学美国人》马上跟进，进行了深度报道；莱特兄弟在《科学美国人》编辑的激励下，揭示了他们飞行器的细节，刊物还发表评论并给莱特兄弟颁发银质奖杯，作为对他们飞行距离不断进步的奖励；当"太空时代"开启，《科学美国人》立即浓墨重彩地报道，把人类太空探索的新成果、新思维传播给大众。

今天，科学技术的发展更加迅猛，《科学美国人》的报道因此更加精彩纷呈。新能源汽车、私人航天飞行、光伏发电、干细胞医疗、DNA计算机、家用机器人、"上帝粒子"、量子通信……《科学美国人》始终把读者带领到科学最前沿，一起见证科学奇迹。

《科学美国人》追求科学严谨与科学通俗相结合的传统也保持至今，并与时俱进。于是，在今天的互联网时代，《科学美国人》及其网站，当之无愧地成为报道世界前沿科学、普及科学知识的最权威科普媒体。

科学是无国界的，《科学美国人》也很快传向了全世界。今天，包括中文版在内，《科学美国人》在全球用15种语言出版国际版本。

《科学美国人》在中国的故事同样传奇。这本科普杂志与中国结缘，是杨振宁先生牵线，并得到了党和国家领导人的热心支持。1972年7月1日，在周恩来总理于人民大会堂新疆厅举行的宴请中，杨先生向周总理提出了建议：中国要加强科普工作，《科学美国人》这样的优秀科普刊物，值得引进和翻译。由于中国当时正处于"文革"时期，杨先生的建议6年后才得到落实。1978年，在"全国科学大会"召开前夕，《科学美国人》杂志中文版开始试刊。1979年，《科学美国人》中文版正式出版。《科学美国人》引入中国，还得到了时任副总理的邓小平以及国家科委主任方毅（后担任副总理）的支持。一本科普刊物在中国受到如此高度的关注，体现了国家对科普工作的重视，同时，也反映出刊物本身的科学魅力。

如今，《科学美国人》在中国的传奇故事仍在续写。作为《科学美国人》在中国的版权合作方，《环球科学》杂志在新时期下，充分利用互联网时代全新的通信、翻译与编辑手段，让《科学美国人》的中文内容更贴近今天读者的需求，更广泛地接触到普通大众，迅速成为了中国影响力最大的科普期刊之一。

《科学美国人》的特色与风格十分鲜明。它刊出的文章，大多由工作在科学最前沿的科学家撰写，他们在写作过程中会与具有科学敏感性和科普传播经验的科学编辑进行反复讨论。科学家与科学编辑之间充分交流，有时还有科学作家与科学记者加入写作团队，这样的科普创作过程，保证了文章能够真实、准确地报道科学前沿，同时也让读者大众阅读时兴趣盎然，激发起他们对科学的关注与热爱。这种追求科学前沿性、严谨性与科学通俗性、普及性相结合的办刊特色，使《科学美国人》在科学家和大众中都赢得了巨大声誉。

《科学美国人》的风格也很引人注目。以英文版语言风格为例，所刊文章语言规范、严谨，但又生动、活泼，甚至不乏幽默，并且反映了当代英语的发展与变化。由于《科学美国人》反映了最新的科学知识，又反映了规范、新鲜的英语，因而，它的内容常常被美国针对外国留学生的英语水平考试选作试题，近年有时也出现在中国全国性的英语考试试题中。

《环球科学》创刊后，很注意保持《科学美国人》的特色与风格，并根据中国读者的需求有所创新，同样受到了广泛欢迎，有些内容还被选入国家考试的试题。

为了让更多中国读者能了解到世界前沿科学的最新进展与成就，开阔科学视野，提升科学素养与创新能力，《环球科学》杂志社与外语教学与研究出版社合作，编辑出版了这套"科学最前沿"丛书。

丛书内容从近几年《环球科学》（即《科学美国人》中文版）刊载的文章中精选，按主题划分，结集出版。这些主题汇总起来，构成了今天世界前沿科学的全貌。

丛书的特色与风格也正如《环球科学》和《科学美国人》一样。中国读者不仅能从中了解到科学前沿，还能受到科学大师的思想启迪与精神感染。

在我们正努力建设创新型国家的今天，编辑出版这套"科学最前沿"丛书，无疑具有很重要的意义。展望未来，我们希望，在"科学最前沿"的读者中，能出现像爱因斯坦那样的科学家、爱迪生那样的发明家、比尔·盖茨那样的科技企业家。我们相信，"科学最前沿"的读者会创造出无数的科学奇迹。

未来中国，一切皆有可能。

陈宗周

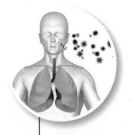

科学最前沿　医药篇

现代医学真的进步了吗

目录

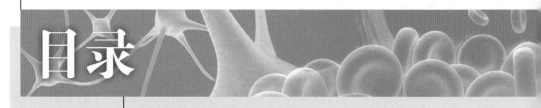

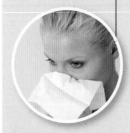

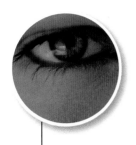

CONTENTS

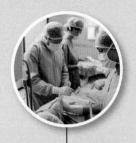

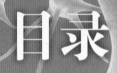

目录

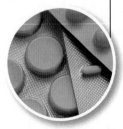

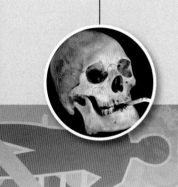

CONTENTS

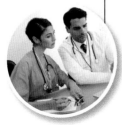

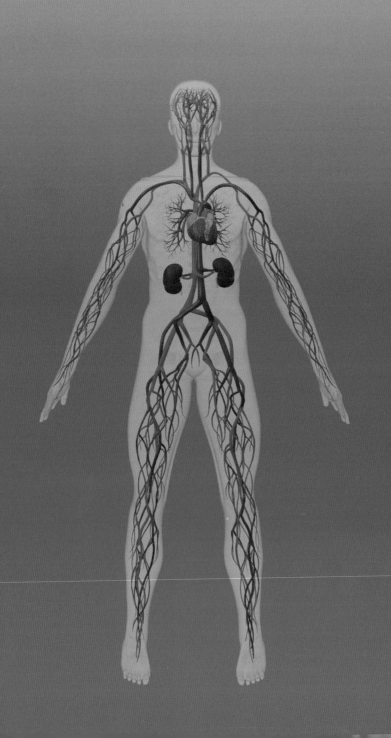

话题一

不肯向人类臣服的癌症

早在12世纪的宋朝，"癌"这个字就已经出现在东轩居士撰写的《卫济宝书》中。然而，在近千年后的今天，我们仍然对癌症束手无策。那么，癌症最早起源于什么时候？是如何发生的？早期诊断能早多久？如何诊断？怎么知道癌细胞会转移到哪里呢？

如今，如何治愈癌症让人们不再"谈癌色变"是人类关注的焦点，新的治疗方法仍在不断被发现，也许本话题中的几篇文章可以为治癌之路点亮希望。

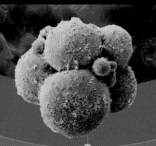

最古老的癌症世系

撰文：蔡宙（Charles Q. Choi）
翻译：王靓

I NTRODUCTION

癌症是一种由环境污染和不良饮食习惯引起的现代疾病吗？答案是否定的。英国研究人员对采自五大洲的狗类组织样本所做的DNA分析表明，肿瘤细胞并非这些狗与生俱来的，这些细胞的起源可以追溯至200~2,500年前。

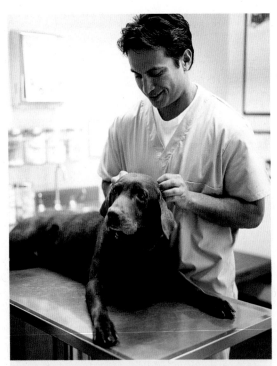

犬科的性传播肿瘤是已知最古老的哺乳动物肿瘤世系。

一种通过交配传染的癌症，可以像寄生虫一样，通过肿瘤细胞在全世界的狗身上传播。英国伦敦大学学院的罗宾·韦斯（Robin Weiss）和他的同事们研究了可以在犬科中通过交配传染的肿瘤，这种恶性肿瘤是在家犬中发现的，也可能存在于灰狼或者丛林狼（coyote）等家犬的近亲当中。他们对采自五大洲的狗类组织样本所做的DNA分析表明，肿瘤细胞并非

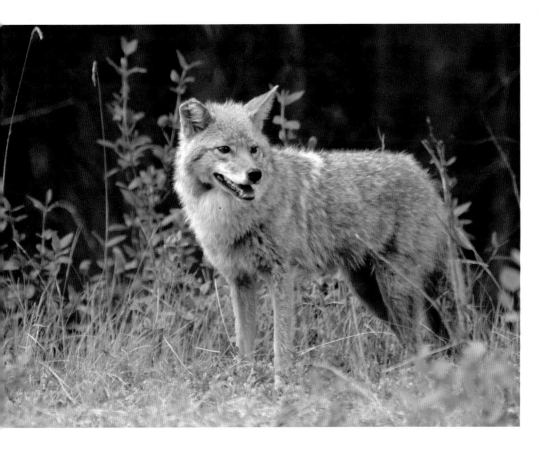

这些狗与生俱来的。事实上，这些细胞的基因彼此之间几乎完全相同，与原产于中国或西伯利亚的狼或与它们有极近亲缘关系的狗身上的细胞很相似。根据这些细胞的累计突变次数来判断，它们的起源可以追溯至200～2,500年前，是已知的最古老的癌症世系。这将有助于了解肿瘤是如何躲避免疫系统，并存活下来的。相关论文刊登在2006年8月11日的《细胞》（*Cell*）杂志上。

癌症=胚胎再发育?

◆ 撰文：克里斯廷·苏亚雷斯（Christine Soares）
◆ 翻译：冯志华

INTRODUCTION

很早以前就有人提出，癌症与胚胎发育之间存在某种形式的关联。美国科研人员分析了几十种不同组织中的肿瘤，结果表明，肿瘤细胞的生长跟胚胎发育相似。但这类证据能否表明胚胎期程序正在驱动肿瘤生长尚待确认。

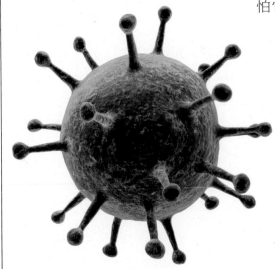

人们不把癌症当作单独一种疾病，而是多种疾病的统称，其原因之一在于，每种癌细胞发生功能紊乱的方式都不相同。一个细胞中DNA发生的随机突变，使它的行为开始出现异常。而随着其他突变越积越多，人们认识到，随机性会使不同患者体内的肿瘤各不相同，哪怕它们出现在同一种组织中。不过现在，越来越多的证据表明，肿瘤细胞疯狂行为的背后似乎存在一种共同规律，这让一些科学家认为需要对癌症的本质进行重新评估。

美国哈佛大学－麻省理工学院联合健康科学技术部的艾萨克·科哈尼（Isaac S. Kohane）分析了几十种不同组织中的肿瘤，已经在这些肿瘤细胞中记录到一系列惊人而又熟悉的基因表达活性模式——它们跟胚胎和胎儿在不同发育时期逐步激活的程序性基因表达指令别无二致。胚胎在子宫中发育时，有一整套基因在早期促进胚胎生长分裂，在晚期指导四肢和身体其他结构形成。任务完成后，这套基因在人的一生中通常保持沉默，但在肿瘤细胞中，这些被关闭的基因表达程序又被重新打开了。

科哈尼发现，根据与肿瘤基因活性最相似的发育阶段来给肿瘤分类，能够揭示出有关这些肿瘤的一些预言性信息。他举例说，在一类肺癌中，"肿瘤的恶性程度及患者的平均存活时间，与那些胚胎期基因标记的表达情况存在直接的比例关系"。

在最近所做的一项规模最大的肿瘤研究中，科哈尼证明，这一规律对很多不同类型的癌症也同样适用。科哈尼选取了三十多种肿瘤和癌前病变组织，将它们的基因活性与胎儿发育的十个阶段进行对比，将这些表面上似乎截然不同的疾病分成了三个大类。在这些肿瘤中，肺癌、结肠癌、T细胞淋巴瘤和某些甲状腺癌，显现出最早期胚胎发育阶段的一些特征。这一组中，侵袭性较高的肿瘤看起来往往最像是还没有分化的胚胎细胞。基因标记与妊娠晚期（third-trimester）及新生儿发育期的基因表达模式相同的肿瘤，往往是生长速度比较缓慢的肿瘤，包括前列腺癌、卵巢癌、肾上腺癌和肝细胞不典型增生。第三类肿瘤属于混合型，这些肿瘤的基因表达特征与上述两种都有相似之处。

美国路德维格癌症研究所纽约分部主席、肿瘤研究先驱劳埃德·奥尔德（Lloyd J. Old）评论说，胚胎与肿瘤之间的相似性"应该引起重视"。他

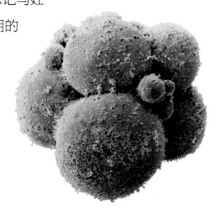

控制胚胎发育的一些基因表达程序也可能促进了肿瘤的生长。

解释说："这个现象之所以如此有趣，是因为很早之前就有人提出过，癌症与发育之间存在某种形式的关联。"例如，19世纪的病理学家约翰·比尔德（John Beard）就注意到，肿瘤与滋养层细胞（trophoblast）具有相似性，后者是早期胚胎的一部分，最终会形成胎盘。奥尔德说："滋养层细胞侵入子宫时会侵袭、扩散，形成血管，并抑制母亲的免疫系统——所有这些都和癌症的行为一模一样。"

奥尔德在自己的研究中发现，肿瘤细胞和生殖细胞中有共同的基因表达程序在发挥作用。肿瘤/睾丸（cancer/testis，CT）抗原是他的免疫学研究对象之一，这组蛋白质基本上只能由肿瘤细胞和产生精子及卵子的种系细胞（germ-line cell）来合成。奥尔德说，CT抗原的特异性使它成为癌症疫苗及抗体药物的理想作用靶点；不仅如此，肿瘤组织中CT基因的激活也相当明显。"这些程序在你我还处在生殖细胞阶段的时候曾经启动过。"他解释道。看到这些原始基因表达程序在肿瘤细胞中被再次激活，奥尔德给癌症起了一个外号——"体细胞妊娠"（somatic cell pregnancy）。

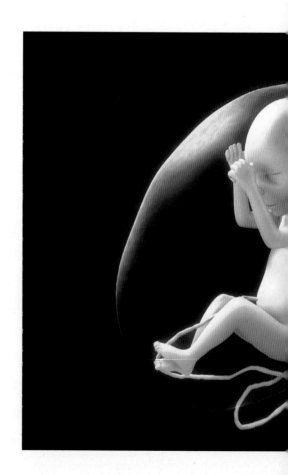

癌细胞把本该沉默的程序重新打开，这一事实提示奥尔德，随机性并非癌症最重要的特征。他说，"这是一种根本不同的思考方式，一个发生突变的细胞在寻找能够帮助它繁衍兴盛的基因"，结果发现，它们就存在于发育基因当中。癌症的种种特性"是基因表达程序的'运算结果'，而不是达尔文式优胜劣汰的竞争胜利者"。

然而，关于恶性肿瘤的这两种观点并非针尖对麦芒。美国麻省理工学院的罗伯特·温伯格（Robert A. Weinberg）说："累积随机突变和重启基因表达程序并不是相互对立的关系。"他指出，发育程序的激活有可能是突变所致。温伯格在2008年证明，涉及保持胚胎干细胞特性的基因活性，也是未分化及侵袭程度最高的肿瘤的共同特征。他谨慎地表示，这类证据能不能表明胚胎期程序正在驱动肿瘤生长，这一点尚待确认。"这是一个有趣的概念，但在目前这个阶段，这种观点还有些过于冒进。你当然可以夸夸其谈，赋予癌症各式各样的人类特质，然后推测这将为癌症治疗打开新的思路。但最终决定成败的，仍然是细节。"温伯格说。

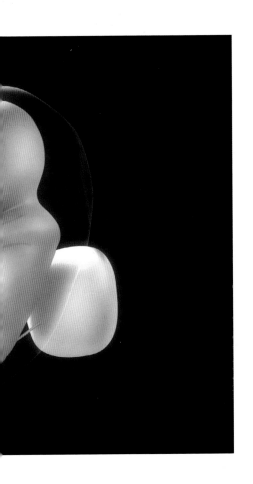

阻止肿瘤发育

越来越多的证据表明，肿瘤细胞的生长与扩散是通过重启一系列基因表达程序实现的。在正常情况下，这些程序在胚胎和胎儿发育时期才处于开启状态。如果这一观点正确，那么利用基因沉默疗法阻断这些程序，也许能够让肿瘤丧失它最致命的特性。艾萨克·科哈尼根据胚胎的不同发育阶段，将癌症分为三种类型。他谨慎地建议，如果某种药物对某类癌症中的一种具有明显疗效，那么我们或许应该测试一下，这种药对此类癌症中的其他癌症具有何种疗效。

——克里斯廷·苏亚雷斯

唐氏综合征抗癌

撰文：蔡宙（Charles Q. Choi）
翻译：刘旸

INTRODUCTION

唐氏综合征，又称先天愚型，是小儿最为常见的常染色体畸变所导致的出生缺陷类疾病。不过，与正常人相比多一条21号染色体的唐氏综合征患者，可能也因此获得了更多剂量的癌症预防基因。

唐氏综合征患者几乎从来不会长肿瘤，这一现象一直是一个困扰医学界的谜题。由于患者基因组与正常人相比多了一条21号染色体，科学家猜测，患者可能也因此获得了更多剂量的癌症预防基因。美国波士顿儿童医院的研究人员及其同行经过研究发现，往人类或小鼠细胞中引入额外一个拷贝的DSCR1基因，癌细胞扩散即可受到抑制。这个基因恰恰位于21号染色体，是该染色体上第231个基因。该基因的正常功能是，通过阻碍钙调磷酸酶（calcineurin）的活性来抑制血管生成。没有血管提供营养，

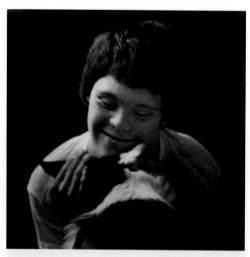

▲意外保护：唐氏综合征患者很少得癌症。

氧化应激

指机体在遭受各种有害刺激时，体内高活性分子如活性氧自由基（reactive oxygen species，ROS）和活性氮自由基（reactive nitrogen species，RNS）产生过多，从而导致组织损伤。氧化应激是自由基在体内产生的一种负面作用，并被认为是导致衰老和疾病的一个重要因素。

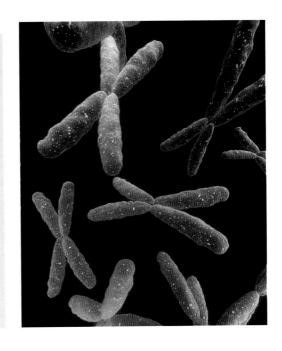

癌细胞的扩散就会被抑制。这一发现可能为未来的癌症药物提供新的靶标。这些研究人员补充说，定位在21号染色体上的血管生成抑制基因可能多达4~5个。《自然》（*Nature*）杂志2009年5月20日在网站上公布了这一发现（《科学美国人》（*Scientific American*）就是"自然出版集团"的一员）。

唐氏综合征患者多出来的染色体，是胚胎发育期间细胞分裂异常所致。美国塔夫茨大学医疗中心的研究人员分析了患儿胚胎周围的羊水，发现胎儿可能承受了氧化应激（oxidative stress）。这类反应对胎儿细胞，尤其是神经和心脏组织，都非常有害。可惜的是，这个标志性迹象出现在妊娠中期（怀孕的中间三个月），而唐氏综合征的各种异常，包括神经系统缺陷，实际上从妊娠初期（怀孕的前三个月）就开始了。等到从羊水中检测出异常再施用抗氧化剂，恐怕已经于事无补了。不过，这个研究小组仍在2009年6月9日的《美国国家科学院院刊》（*Proceedings of the National Academy of Sciences of the United States of America*）上撰文指出，妊娠中期使用抗氧化剂仍有可能避免某些我们尚未发现的唐氏综合征症状。

早期诊断遏制胰腺癌

撰文：梅琳达·温纳·莫耶（Melinda Wenner Moyer）

翻译：致桦

INTRODUCTION

主流观点认为，胰腺癌生长速度太快，一旦被确诊为胰腺癌，患者只有5%的机会能再活5年。一项新研究显示，这种病在确诊时，患者体内的第一次致癌突变已经发生了至少15年，只要能做到早期诊断，医生就有大把的时间加以干预。

预后

指预测疾病的可能病程和结局，既包括判断疾病的特定后果（如康复，某种症状、体征和并发症等其他异常情况的出现或消失，以及死亡），也包括提供时间线索，如预测某段时间内发生某种结局的可能性。预后是一种可能性，因此，主要指患者群体，而非个人。

位被确诊的胰腺癌（pancreatic cancer）患者只有5%的机会能再活5年。科学家花了很大力气去尝试理解，为何这种疾病会有如此悲惨的预后（prognosis）？一项新研究显示，患者5年生存率较低的部分原因在于，这种疾病在确诊时，患者体内的第一次致癌突变已经发生了至少15年。此时肿瘤已经转移，具有高度的侵袭性。这些发现提示，在胰腺癌变得致命之前，医生有大把的时间加以干预。最近，科学家在胰腺癌的早期诊断方面取得了激动人心的进展，一旦成功应用到临床，通过手术和化疗（chemotherapy），医生就可以成功清除掉体内的病灶。

这项研究发表在最近出版的《自然》杂志上，美国约翰·霍普金斯大学的科学家为7名死于晚期胰腺癌的患者进行了基因组测序。他们体内的肿瘤细胞包含了不同的突变类型。科学家由此追根溯源，沿着肿瘤细胞演化的时间线，利用数学模型构建出某种"家族突变树"（family mutational tree）。这些模型表明，在致癌突变首次出现10年后，体内开始出现癌细胞；再过5年，癌细胞才开始扩散，并变得致命。这项研究的合作者、约翰·霍普金斯大学的病理学家兼肿瘤学家克里斯廷·亚科布齐奥–多纳休（Christine A. Iacobuzio-Donahue）说，"主流观点认为，胰腺癌的侵袭性太强，生长速度太快，筛查不可能有什么效果"，这些发现对这种主流观点提出了质疑。

过去两年来，科学家研发的胰腺癌筛查技术已接近实际应用阶段。2010年2月，美国加利福尼亚大学洛杉矶分校的研究者比较了60位可治疗胰腺癌患者和30位未患癌症者的唾液，从中鉴定出4种RNA分子——它们结合在一起鉴别

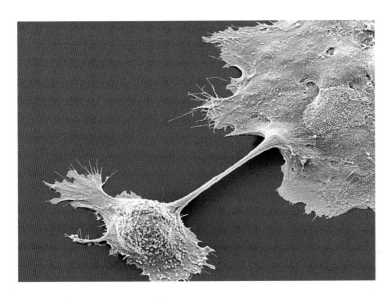

胰腺癌细胞。

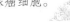

癌症的正确率可达90%。2009年3月，美国西北大学的研究者在《疾病标志物》（*Disease Markers*）杂志上撰文宣称，他们研发出一种光学技术，可识别出胰腺癌细胞所处的不同分期，敏感性高达95%。这项技术借助光的散射特性，利用仅导致微创的内窥镜来侦测十二指肠（duodenum，小肠的一部分，毗邻胰腺）细胞的改变。

尽管这些技术尚未付诸商业化应用，但英国剑桥研究所的肿瘤学家戴维·图弗森（David Tuveson）说，基于光学手段、血液或唾液分析的早期诊断方法"在未来的10年将取得长足的进步"。他指出，届时，医生会考虑使用当前的一些技术，如CT（computerized tomography，计算机化断层显像）和MRI（magnetic resonance imaging，磁共振成像）扫描技术，对有家族病史因而患病风险较高的人进行筛查。"回想2009年1月，美国最高法院大法官露丝·巴德·金斯伯格（Ruth Bader Ginsburg）当时接受了一次CT扫描，结果发现胰腺处有一小块肿瘤。"图弗森举例说。一个月后，医生成功切除了这块肿瘤，令她重获健康。

癌细胞转移的秘密通道

撰文：克里斯廷·苏亚雷斯（Christine Soares）
翻译：冯志华

INTRODUCTION

癌细胞的扩散似乎更偏爱某些器官，如肺部和肝脏。研究表明，癌细胞会被受伤或发炎的组织所吸引，到新的部位安家落户。如果我们能够阻断这些适于癌细胞生长的环境发出的信号，就能减少肿瘤转移。

伦敦外科医生约翰·佩吉特（John Paget）一直致力于探索肿瘤转移。1889年，他在《柳叶刀》（The Lancet）杂志上发出这样的疑问："到底是什么因素决定了何种器官将蒙受癌细胞扩散之苦呢？"他推测，癌细胞扩散至身体各个部位的机会是均等的，但转移集落（metastatic colony，即癌细胞扩散到其他组织上建立的"根据地"）似乎更偏爱某些特定器官，如肺部和肝脏。佩吉特设想，恶性细胞的转移或许如同植物种子那样，可以随风飘至各处，但"只有落在适宜的土壤中，才能生根发芽"。

直到今天，科学家们仍在孜孜以求，试图理解到底是"种子"的特质，还是"土壤"的属性，决定了扩散中的肿瘤将在何处落地生根。越来越多的证据表明，二者都发挥了重要作用。最近，日本的研究人员为该理论补充了一些有趣的细节。在这项研究中，他们揭示了远处的癌细胞与肺中未来的转移位点发生相互作用的过程，以及它们是如何通过一个与病原体免疫应答有关的信号传输机制相互沟通的。按照东京女子医科大学的资深研究人员丸义朗（Yoshiro

Maru）的说法，这条牵涉其中的信号通路也许还能提供一条线索，帮助解释为什么一些特定的器官看起来更容易受到癌症转移的影响。丸义朗解释说："肺部对微生物很敏感，它是我们人体的第一道防线。因此，任何刺激，如癌细胞的出现，都可能被负责宿主防御机制的器官识别。这就是我们的猜想。"

丸义朗和他的同事将黑色素瘤或肺癌细胞注入健康小鼠的背部，结果发现，在这些恶性细胞转移到小鼠肺部之前很久，癌细胞分泌的炎性物质（inflammatory chemical）就在肺部引发了一种应答。这种应答由名叫巨噬细胞（macrophage）的局部免疫细胞和肺部的内皮细胞发起，会导致S100蛋白家族中一些成员（特别是S100A8和S100A9）的产生。按照丸义朗的说法，这些蛋白会向更多的巨噬细胞发出信号，让它们蜂拥而至；而后，这些细胞又开始释放S100蛋白。最终，癌细胞会在肺部被S100蛋白"标记"

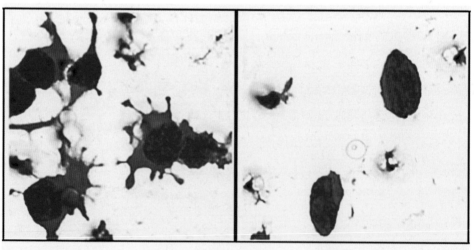

S100蛋白的召唤作用：小鼠肺部产生的这些蛋白刺激癌细胞产生伪足（左图），从而为癌细胞的迁移做好准备。当这种蛋白不存在时，人工培养的细胞仍然保持原状（右图）。

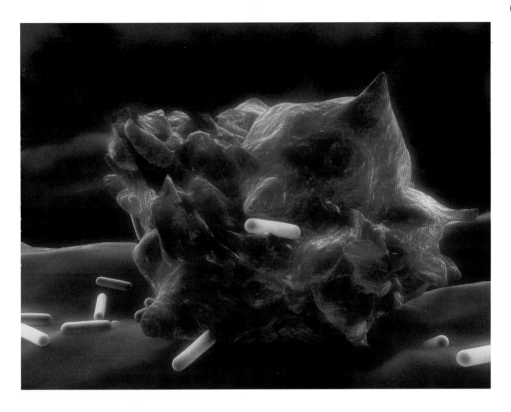

的位点上落地生根，形成集落。

　　丸义朗的研究小组发现，除了会在肺部的这些位点上标上记号以外，S100蛋白（或者它们引发的一些次级化学信号）似乎还会召唤恶性细胞。将人工培养的癌细胞暴露在含有S100蛋白的肺血清中，甚至能够激发癌细胞形成侵袭伪足（invadopodia，帮助癌细胞侵袭组织的一种特殊的足突状细胞结构），为癌细胞的转移做好准备。在活体小鼠体内中和S100蛋白，能够极大地减少癌细胞注射形成的转移灶的数量。

　　肺中产生的S100蛋白能够吸引远处的巨噬细胞和癌细胞，这一现象表明，正常的免疫应答可能在不经意间激发了肿瘤的转移。丸义朗指出："把癌细胞注射到小鼠背部时，别处的巨噬细胞也会迁移到肺部。出现这种情况的原因，我们还无法理解。"

若干研究已经表明，癌细胞会被受伤或发炎的组织所吸引。也许正是损伤部位向组织修复系统发出的求助信号，引导癌细胞抵达受伤部位。例如，美国纽约市韦尔·康奈尔医学院的戴维·莱登（David Lyden）和沙欣·拉菲伊（Shahin Rafii）已经证明，来自于骨髓的血管祖细胞会在肺部或其他器官未来的肿瘤转移位点安家落户，如同先遣部队一样，为癌细胞提前营造一个舒适的小环境。只有让那些祖细胞不受信号分子的影响，或者将它们从骨髓中全部移出，才能防止肿瘤的转移。

针对丸义朗研究小组的工作，莱登和拉菲伊在《自然－细胞生物学》（*Nature Cell Biology*）杂志上发表了一篇评论。他们指出，从总体上来看，这些结果"建立了一个新的概念，那就是肿瘤转移的可能性也许不仅仅依赖于癌细胞的肿瘤扩散能力，还依赖于每个特定器官中能够接受转移细胞的'热点'"。拉菲伊相信，如果我们能够识别更多不同器官的"热点"发出的精确信号，并将它们及时阻断，那么对肿瘤来说，这些"土壤"可能就不再是"安乐窝"了。

特定的信号传递

研究人员已经发现，小鼠的骨髓细胞能够迁移到预转移位点，但这些位点所在的位置取决于注入小鼠体内的不同的癌细胞类型。如果注射的是肺癌细胞，则骨髓细胞主要迁移至肺部和肝脏；如果注射的是黑色素瘤细胞，则骨髓细胞会扩散到多个器官。这与人体中这些癌症转移的经典路线如出一辙。

不论在哪种肿瘤的刺激下，S100蛋白都产生于肺部，而非其他器官。结合这一发现，一些研究者认为，不同类型癌症激发的信号可能刺激不同组织产生特定应答。这些相互作用的信号也许可以解释，为什么大多数转移性癌症似乎更偏爱某些特定的器官。例如，结肠癌扩散时，转移至肝脏的可能性高达95%。

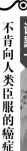

监测癌症的小芯片

◇ 撰文：埃莱娜·沙特纳（Elaine Schattner）
◇ 翻译：冯志华

I NTRODUCTION

美国研究人员正在优化和测试一款可以监测癌症的小芯片，这种芯片只需要一小勺患者血液，就能取样并分析循环系统中的肿瘤细胞，而不需要对患者进行活组织切片检查。这种方法使个性化医疗的实现成为可能。

癌症的治疗往往就是在碰运气。尽管我们在肿瘤遗传学（cancer genetics）方面已经取得了诸多进展，但内科医生在面对一位具体的患者时，要做出诊断治疗方案所能依据的信息依然非常有限。接受治疗的患者只能祈求保佑，因为没有人知道这些疗法对他们是有用还是有害。

美国麻省总医院的一个研究小组或许已经找到了一种方法，可以更有效

癌症治疗个性化

癌症治疗常常面临失败，这是因为不同的个体具有相异的遗传背景。在个性化癌症治疗中，内科医生可以根据每一位患者的具体情况，给出相应的治疗措施。例如，治疗结肠癌患者时常常要使用一种针对生长因子受体的特定抗体。尽管这种昂贵（每个月要花费将近10,000美元）的疗法延长了患者的生命，并使一些患者感觉好转，但该疗法发挥效力的前提是，患者体内的K-ras基因（一种决定肿瘤生长的信号基因）不能发生突变。因此，如果内科医生在为患者开药之前检查K-ras基因的突变状况，就能避免给不适合的患者开药，从而节省他们的花销，并消除可能带来的治疗副作用。

——埃莱娜·沙特纳

地实施个性化癌症治疗。这个小组正在优化和测试一款芯片实验室（lab-on-a-chip）。这种芯片只需要一小勺患者血液，就能取样并分析循环系统中的肿瘤细胞，而不需要冒着潜在危险对患者进行活组织切片检查。目前，这种危险的检查对许多患者来说是必不可少的。这种芯片的设计者是美国波士顿生物微电子机械系统资源中心的一个研究小组，设计组带头人穆罕默德·托纳（Mehmet Toner）说："这种芯片让我们可以对癌症患者做出合理的判断。"他把这套新系统比拟成艾滋病的治疗方法——医生测量患者的病毒荷载以及T细胞数量，从而对治疗方案进行相应调整。他提议说："对于癌症，我们也可以如法炮制。"

大多数肿瘤会把恶性细胞散播到血流中扩散到全身，有时候，这些细胞会在一个新的部位安营扎寨，从而产生新的肿瘤。在转移性癌症患者体内，这些循环肿瘤细胞（circulating tumor cell，CTC）在血液细胞中仅占极小一部分，通常不到百万分之一；如果病人体内的肿瘤仍处于早期阶段，还没有出现明确的转移，那么CTC在血液中的比例就会更低。这些研究人员意识到，尽管CTC十分稀少，但它打开了一扇潜在的窗口，透过它可以实时观察一个肿瘤的发生、发展过程。

这个研究小组采用了微流体技术（microfluidics technology）来捕获血液中那些罕见的细胞。这种技术是在过去25年里逐渐发展起来的，主要用于分析微量流体和气体。和其他微流体设备相似，这种CTC芯片也由一个带有微柱（micropost）的硅蚀刻芯片、一个用于封装流体和芯片的小室，以及一个空气压缩泵构成。这些微柱的作用就像微型试管，细胞与化学物质可在其中混合、黏附，并接受评估。

CTC芯片通过设计精巧的抽吸过程使血样缓缓流经芯

片，依靠芯片上的78,000个微柱将癌细胞从普通血液成分中捕获分离出来。微柱外包裹着针对上皮细胞黏附分子（epithelial cell adhesion molecule，EpCAM）的抗体，几乎所有的癌细胞表面都有EpCAM，这种分子在指导细胞之间的相互黏附、信号传导以及迁移时发挥了关键作用。正常血细胞缺乏EpCAM，因此，当患者血样进入CTC芯片的小室中后，只有癌细胞会与抗体结合。

研究小组在2007年12月20日出版的《自然》杂志上发表论文，介绍了对CTC芯片的第一次测试。他们使用的血样采自116名癌症患者，癌症类型包括肺癌、前列腺癌、胰腺癌、乳腺癌及结肠癌。CTC芯片成功分离得到了几乎所有血样中的CTC，只有一例失败。CTC芯片能够从10亿个血细胞

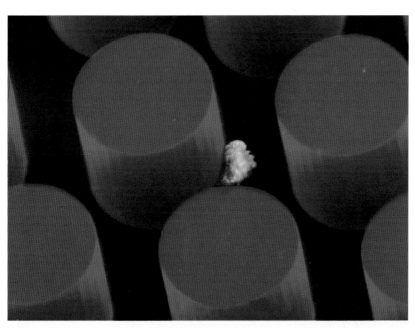

捕获癌细胞：芯片上的微柱外包裹着抗体，可与肿瘤细胞表面常见的一种蛋白结合。如上图所示，利用这一特点，微柱捕获了一个肺癌细胞。每个微柱的直径和高度均只有100微米。

中分离出仅有的一个癌细胞，灵敏度比目前使用最广泛的常规检测方法高出至少100倍，而且后者需要将大量血液样本与包裹着抗体的微珠放在一起培养，过程十分繁杂。CTC芯片分离得到的细胞，其状态也要比微珠法俘获的细胞更好、更利于分析。

在另一项试验中，这些研究人员利用CTC芯片评估了27位肺癌患者的肿瘤遗传学信息，试验结果发表在2008年7月24日的《新英格兰医学杂志》（ *The New England Journal of Medicine* ）上。他们从大多数患者的CTC细胞中鉴定出相关的基因异常，还指出一些患者体内出现了突变基因，导致患者对酪氨酸激酶抑制剂产生抗性，而该类药物正是患者在服用的。在过去，想要鉴定出这样的遗传改变，必须反复进行活组织检查。

美国得克萨斯大学安德森癌症中心的胸部肿瘤学家罗伊·赫布斯特（Roy Herbst）虽然没有参与这项研究，但他对这种芯片给予了高度评价，称"这会极大地提高我们监测患者的能力"。他还说，这种芯片提供了一种无创的方法来跟踪肿瘤细胞的数量和性质，从而"使个性化医疗的实现及更有效的治疗成为可能"。

托纳的合作者、麻省总医院胸部肿瘤中心主任托马斯·林奇（Thomas Lynch）指出，美国每年有21.5万人被确诊为肺癌患者，因此，迫切需要一种更好的诊断工具。在肺癌患者身上，即使是最小的活组织切片检查都要冒失血、感染的危险，有时甚至会导致受感染肺部完全丧失功能。

赫布斯特提醒说，这些发现还需要在其他医疗中心进行更大规模的临床试验加以进一步确认。目前研究人员正在麻省总医院的乳腺癌、卵巢癌及前列腺癌患者身上展开试验，对利用芯片衡量癌细胞生长及治疗效果的情况进行

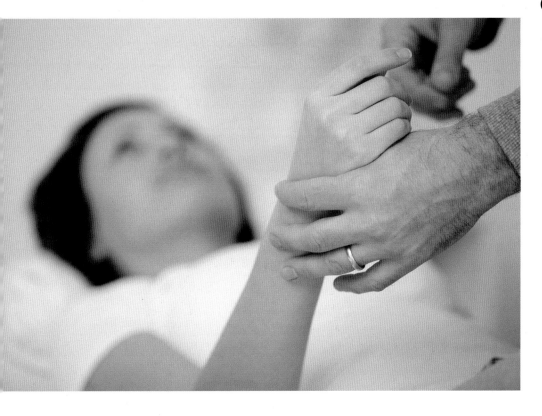

评估。

　　通过对血液中癌细胞的直接检测，CTC芯片或许还能发现新的治疗靶点，有助于确定癌症的转移何时及怎样发生。托纳认为，一旦这种芯片的有效性在更大规模的临床研究中得到证实，它的应用前景将充满无限可能。他评论说，CTC芯片未来将成为一种筛查工具，用来发现早期癌症，甚至"可能成为每年常规体检的检查项目"。

癌症疫苗研究重整旗鼓

撰文：杰西卡·瓦普纳（Jessica Wapner）

翻译：冯志华

I NTRODUCTION

诸多针对癌症疫苗的临床试验都不幸以失败告终，因为疫苗不会像传统癌症治疗药物那样使肿瘤缩小。新的标准将更加关注患者生存期的延长，而非肿瘤体积的缩小，新的研究方法也将克服现实中佐剂使用许可难以申请的设计缺陷。

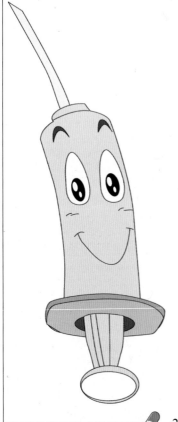

激发免疫系统来摧毁癌细胞，是人们一直抱有的一个希望；不过，从此前的一些研究来看，此路可能不通。诸多针对癌症疫苗的临床试验都不幸以失败告终。例如，一种名为Canvaxin的黑色素瘤疫苗并未改善患者的存活率，唯一的结果就是导致该疫苗的制造商被另一家公司收购。不过，这并不说明癌症免疫疗法一无是处，一些研究人员声称，这些疫苗在测试时使用了错误的方法，因此，得到了并不正确的结论。如果对研究进行正确的设计，癌症疫苗应当具有光明的前景。

如此乐观的看法源自一些失败试验得到的数据。在2006年结束的Ⅲ期临床试验中，美国西雅图市Dendreon公司生产的前列腺癌疫苗Provenge表现得令人失望。随后的分析表明，在前列腺癌已经扩散的男性患者当中，接受疫苗治疗的患者，其生存期比服用安慰剂的患者平均多出4.5个月。接受疫苗治疗后又进行化疗的患者的生存期更长，平均达到34.5个月，对应的安慰剂组的生存期为25.4个月。

美国国家癌症研究所肿瘤免疫生物学实验室主任杰弗里·施洛姆（Jeffrey Schlom）指出，用于判断标准临床试验疗效的一些准则并不适用于疫苗。他解释说，疫苗不会像传统癌症治疗药物那样使肿瘤缩小。因此，如果像绝大多数临床试验一样，以肿瘤尺寸作为依据来衡量结果，疫苗试验的结果必然会是治疗无效。相反，施洛姆说："我们关注的是患者生存期的延长，而不是肿瘤体积的缩小。"

施洛姆还评论说，试验性癌症治疗药物的试验对象，

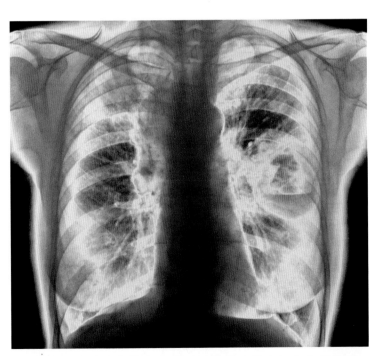

癌症疫苗的支持者声称，以肿瘤（图中红色和黄色部分）的体积是否缩小为评价标准来衡量癌症疫苗的临床试验结果是有失公允的。

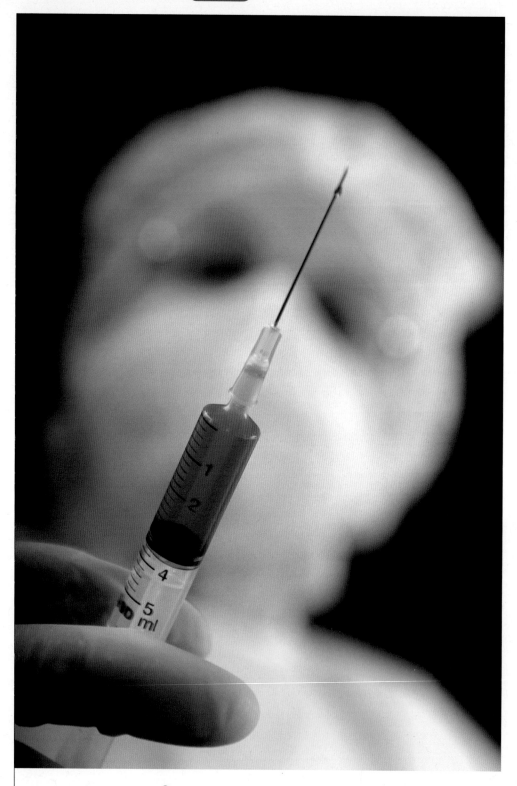

通常是那些已经接受了好几轮其他疗法的患者，这些疗法会钝化免疫系统。这种钝化并不会对待测新药造成影响，却会削弱疫苗诱发免疫反应的能力。另外，由于重复给药（后续疫苗注射）会给疫苗带来更好的表现，因此，疫苗发挥疗效所需的时间或许要比人们此前预期的时间长得多。

科学家知道如何才能恰当地研究疫苗，因此，从理论上来讲，设计出更适合的临床试验方法不存在任何困难，但现实世界中仍然存在重重问题。一个主要的困难就是缺乏可用的佐剂（adjuvant）。佐剂是一种增强疫苗活力的药物，如果没有佐剂而只注射疫苗的话，就不太可能产生真正的疗效。不过，美国西雅图弗雷德·哈钦森癌症研究中心实体瘤研究主管马丁·"麦克"奇弗（Martin "Mac" Cheever）解释说，寻找合适的佐剂非常困难，因为美国食品及药品管理局（FDA）不会单独批准新的佐剂。正如奇弗提到的那样，FDA只批准佐剂与某种已经通过临床试验的疫苗同时使用。

研究人员无法为试验性的疫苗申请到佐剂使用许可，因为每一种佐剂都已经和一种特定的疫苗严格"绑定"在一起。研究人员已经对一些佐剂本身进行了试验，但常常因鲜有疗效而被束之高阁。奇弗评论说："对于这种只能配合其他公司的产品发挥疗效的化合物，制药公司一般不太愿意去开发。"这一现状使疫苗研究者不得不在有缺陷的研究设计中继续挣扎。

当然，科学家也锁定了一些大有希望的疫苗–佐剂复合物，少数经过精心设计的临床试验也已经在进行当中。葛兰素史克公司（GSK）正在对该公司的MAGE-3疫苗进行Ⅲ期临床试验，试验对象是2,300名肺癌患者，他们都通过手术切除了肿瘤，但几乎没有接受过其他治疗。这项大规模试验还需要筛选大约10,000名体内存在MAGE-A3抗原的患者，这种抗原正是该疫苗的作用靶点。"很多研究进行得并不充分，设置的对照组也并不合适。"领导GSK公司抗原特异性癌症免疫疗法计划的文森特·布里夏尔（Vincent Brichard）说，"有了这么多患者，这次试验的结果就不会再模棱两可了。"这些患者将会接受疫苗和三种佐剂的注射。这一临床研究至少会持续5年，最终的评估标准为疫苗是否会预防肿瘤复发，而不是肿瘤体积有没有缩小。其他一些前景看好的疫苗也已经进入临床试验，包括GSK公司的白血病疫苗WT1和英国伦敦Onyvax公司的前列腺癌疫苗Onyvax-P。这些试验都比正在进行的Provenge疫苗研究更上了一层楼。

一些研究人员仍持怀疑态度，其中一个顾虑是，一些疫苗的作用靶点是人体内天然存在的蛋白。在正常情况下，免疫系统不会对这类蛋白发起攻击。"我们是在要求机体推翻现有的调控机制。"美国田纳西州纳什维尔市范德比尔特－英格拉姆癌症中心的马克·凯利（Mark Kelley）说。他曾经参与过最终失败的黑色素瘤疫苗Canvaxin的研究。这类针对"自己"的免疫反应或许会诱发自身免疫性疾病（autoimmune disease）之类的副作用。此外，凯利还担心疫苗本身的复杂性。他觉得，与其他癌症疗法相比，这种复杂性使得疫苗更加难于发挥全部的治疗潜力。

有10年时间，施洛姆一直忍受着人们对单克隆抗体（monoclonal antibody）的负面评价，他把这种批评言论视为药物研发过程中司空见惯之事。他说，对于一种新药来说，"总会有这么一段怀疑期。不过，我丝毫不怀疑，数年后会有几种针对癌症的疫苗获准上市"。

一种癌症疫苗的离奇夭折

　　癌症疫苗支持者指出，虽然过往的一些临床试验遭遇失败，但数据显示疫苗延长了患者的生存期。不过，2008年8月的一则案例却并非如此。美国南旧金山的Cell Genesys公司提前终止了前列腺癌疫苗GVAX的临床试验，因为该公司发现，在接受疫苗注射并进行化疗的患者当中，死亡人数（67例）甚至超过了那些只接受化疗的患者（死亡47例）。其原因仍在调查之中，但参与这项研究的408名患者都已经到了前列腺癌的最晚期。美国国家癌症研究所肿瘤免疫生物学实验室主任杰弗里·施洛姆评论说："这些患者刚好是不该使用疫苗的那一类。"正在一些尚未发展至晚期的前列腺癌患者身上进行的GVAX研究，应该有助于澄清这一问题。

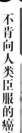

转基因细胞击退癌症

撰文：戴维·别洛（David Biello）

翻译：王雯雯

INTRODUCTION

癌症研究人员从一位成功战胜黑色素瘤的患者身上获取免疫细胞，并将克隆出的遗传信息与从17位患者身上提取的T细胞结合。在对患者进行化疗后，科学家们将这些转基因细胞重新注入患者体内，使12%的患者肿瘤消失。

某些癌症患者体内的免疫细胞能够识别扩散的肿瘤，并攻击它们。美国国家癌症研究所的史蒂文·罗森堡（Steven Rosenberg）及其同事，从一位成功战胜黑色素瘤的患者身上获取了免疫细胞，即所谓的肿瘤浸润性淋巴细胞（tumor-infiltrating lymphocyte），并克隆出负责识别癌症的

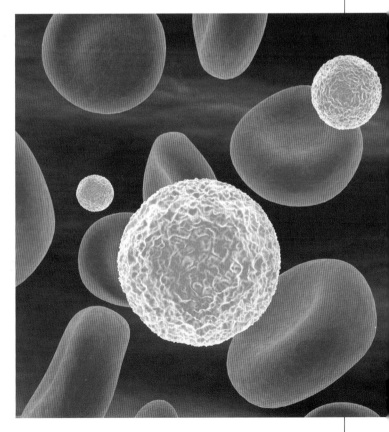

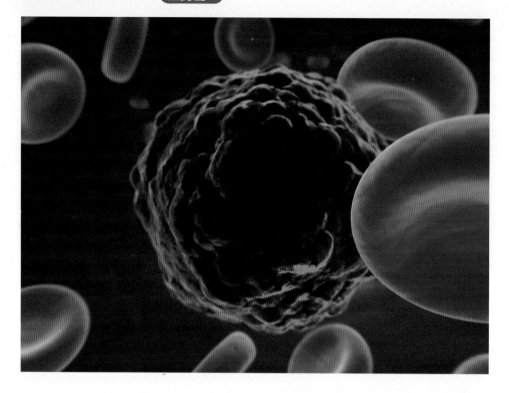

细胞受体基因。他们将该遗传信息通过反转录病毒
（retrovirus）， 转移到从另外17位黑色素瘤患者身上提取
的普通T细胞中。在对这17位患者实施化疗之后，科学家们
将转基因淋巴细胞重新注射到患者体内。一个月后，科学
家们发现，在其中15位患者体内，这些细胞不仅能够存活
下来，而且发展壮大，占到了所有T细胞总数的9％～56％
不等。更可喜的是，有2位患者身上的肿瘤消失了，并在此
后18个月内没有复发，他们的血液中也持续保持了高水平
的转基因免疫细胞。这项研究于2006年8月31日发表在《科
学》（*Science*）杂志网络版上。

挥之不去的流感阴影

1918年，首例H1N1出现，"西班牙流感"暴发，总共造成800万西班牙人死亡；

1957年，H2N2病毒出现，"亚洲流感"暴发，全球共有至少100万人死于该病毒；

1968年，"香港流感"暴发，此次的H3N2病毒由亚洲流感发生抗原转变进化而来，在2009年和2013年再次现身；

2009年，甲型H1N1流感暴发，造成约1.85万人死亡，出现疫情的国家和地区达到了214个；

2013年，美国东部多个州暴发H3N2季节性流感，H7N9突袭中国……

流感不断演变，暴发越来越频繁，给人类带来了挥之不去的阴影。本话题将为你揭开流感背后鲜为人知的秘密。

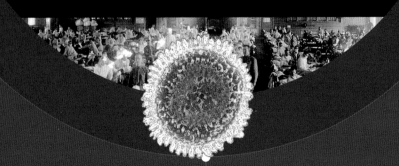

致命杀手的阿喀琉斯之踵

撰文：詹宁·因泰兰迪（Jeneen Interlandi）
翻译：高瑞雪

INTRODUCTION

一个科学家团队从一位被冷冻保存的大流感遇难者的肺中，复活了1918年的流感病毒。研究发现，一种叫作PB1的蛋白能使普通流感病毒变身为超级杀手。以这种蛋白为靶标的新药也许有助于对抗下一次流感大流行。

2005年，一个科学家团队从一位一直被冷冻保存的大流感遇难者的肺中，复活了1918年的流感病毒。当时，这一与科幻电影《侏罗纪公园》（*Jurassic Park*）如出一辙的壮举，既受到了广泛的颂扬，也遭遇了尖锐的批评。反对者担心，这种复生杀手有被意

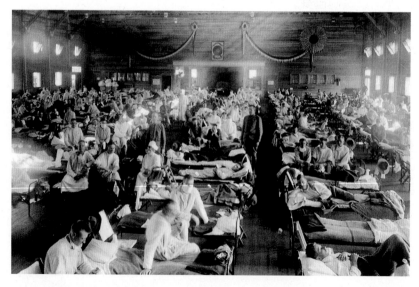

外（或者故意）泄漏的危险，毕竟这种病毒曾在15个月里夺去了5,000万～1亿条人命，带来了人类历史上最严重的一场瘟疫。支持者则坚称，从完整重建的病毒上得到的知识将有助于对抗下一次的流感大流行。

事实证明，这个风险没有白冒。2010年11月《微生物》（*Microbe*）杂志上发表的一篇文章提到，科学家取得了多项成果，其中包括一个颇有潜力的药物新靶标。美国疾病控制与预防中心的特伦

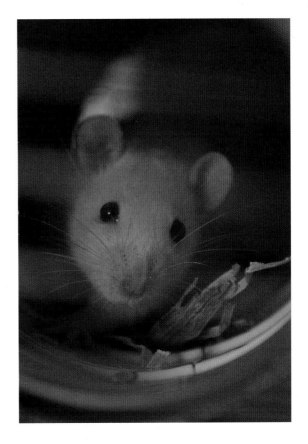

斯·塔姆佩（Terrence Tumpey）和同事锁定了一个叫作PB1的蛋白，该蛋白使病毒可以复制自身。当研究人员将普通流感病毒中的PB1蛋白替换为该蛋白的"1918年版本"时，普通流感病毒就变身为"超级杀手"：通过啮齿目寄主复制传播的速率快了8倍，结果杀死了更多的老鼠。现已证明，20世纪所有的大规模流行病毒，包括2009年的猪流感，都具有禽流感PB1基因。大多数季节性流感病毒则具有人流感PB1基因。

科学家现在正致力于研发以PB1为靶标的新药。与该蛋白受体相结合的小分子可以阻止病毒复制，或许会大幅降低病毒毒性。一些近期出现的流感（包括猪流感在内）病毒株已经发展出对达菲（Tamiflu）等现行药物的抗性，因此，社会对新型抗流感药物的需求正变得越来越迫切。作用于PB1的新药与以往的抗病毒药物结合，可以大幅降低抗药性病毒株的扩散速率。这样，在一年一度的流感季节到来之际，每个人也多少能够安心些了。

流感疫情的意外回报

撰文：克里斯廷·苏亚雷斯（Christine Soares）

翻译：冯志华

I NTRODUCTION

美国病毒专家分离出了1918年大流感的完整毒株，发现1957年出现的H2N2病毒、1968年开始流行的H3N2大流行毒株以及2009年的H1N1病毒都起源于1918年的H1N1病毒。这样的家族联系很可能是现在流行的流感病毒相对温和的原因。

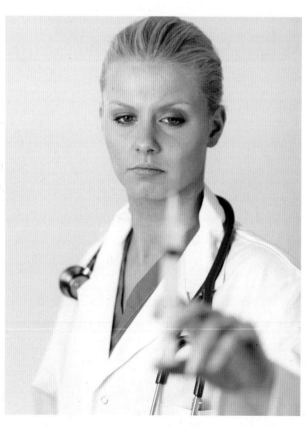

2009年暴发的甲型流感，已经成为近百年来第四次席卷全球的流感大流行。这次大流行给科学家上了一课，让他们从过去几次大流行中吸取了许多宝贵经验和教训——不论那些教训是已经发生的，还是仍有可能发生的。2009年夏天，有越来越多的证据表明，对于全人类的免疫系统来说，新出现的甲型H1N1流感并非全新事物。一些研究者甚至开始认为，2009年肆虐的疫情是1918年出现首例H1N1以来持续至今的流感大流行时代的一次突然暴发。

最新型的H1N1病毒一出现，就专门攻击年轻人，老人却未受波及。到目前为止，在美国的确诊病例中，79%是年龄不到30岁的年轻人，仅有2%是年龄大于65岁的老年人。考虑到这种一边倒的疾病侵袭特征，美国疾病控制与预防中心（CDC）的专家迅速检测了1880~2000年储存的数百份人类血清样本，试图寻找人们过去遭遇过新型H1N1病毒的证据。

2009年5月发表的数据显示，年龄大于60岁的老年受试者在遭遇新病毒时，大约有1/3会出现强烈的抗体反应；在年轻的成年人中，这一数字只有6%~9%。这项研究的作者推理，老年受试者曾经接触过1918年后的人流感病毒，因此，他们的免疫系统能够识别新型H1N1病毒。

1976年，美国有4,300万人接种过针对H1N1病毒的疫苗。CDC的研究团队设法获得了当时采集自83位成人和一些儿童的血清样本。在注射过一剂疫苗的成人的血清样本中，超过半数对2009年的甲型H1N1病毒表现出强烈的免疫应答，接种疫苗时不到4岁的儿童的血清样本却很少能识别出这种新病毒。

CDC流感部门的雅姬·卡茨（Jackie Katz）在2009年9月公布了上述发现。作为第一作者，她认为，这种差异是一个重要线索。1976年时年龄为25~60岁的成年人，可能在1957年以前接触过H1N1流感病毒，而在1957年后，这种病毒销声匿迹长达20年。卡茨解释说："我们假定，一个人长到5岁的时候，至少应该患过一次流感。"先前接触过H1N1病毒似乎是免疫系统识别出1976年疫苗毒株的一个关键因素，就如同注射过1976年疫苗的血清样品似乎能对2009年的H1N1病毒产生强烈免疫应答一样。与此相反，幼龄儿童过去没有接触过H1N1，故免疫系统无法及时做出反应。

卡茨警告说，血清中较高的抗体水平并不能保证人体免于感染，不过，这些指标是检测疫苗保护作用的一个很好的指示器，也是检验患者先前是否曾暴露于病原体的一个相当准确的信号。对于先前采取过免疫措施的人而言，后来注射的疫苗可以发挥加强针的作用。确实，2009年9月发表的临床试验结果显示，注射一剂针对新型H1N1病毒的疫苗可以产生强有力的免疫应答，这种情况甚至出现在一些年龄大于6岁的儿童身上。这样看来，许多受试者的免疫系统都能认出疫苗毒株，这让卫生官员感到十分吃惊。

对近年来季节性流感疫情感染率的分析表明，随着年龄的增长，针对流感病毒的免疫力通常也会逐渐加强。尽管血细胞凝集素（hemagglutinin）和神经氨酸酶（neuraminidase）这两种病毒表面蛋白是疫苗的主要靶点（也是流感毒株命名中的"H"和"N"），但人体免疫系统或许还能识别病毒的其他部分。由此产生的免疫应答或许无法阻止感染，但可以在某种程度上减少疾病的症状，甚至让人们觉察不到自己已经感染了流感。

美国国立过敏及感染性疾病研究所的病毒专家杰弗里·陶本贝格尔（Jeffery Taubenberger）说，儿童确实是最容易感染季节性流感的人群，"而后随着年龄增长，发病率也在逐年降低。老年人群的流感致死率最高，这是因为他们常患有一些隐疾。不过，你会发现，四五十岁的人因流

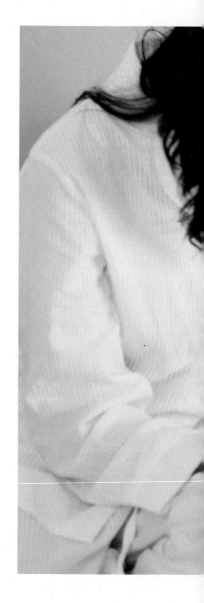

感而就诊的数量远低于儿童，所以一个可能的原因就是，他们缓慢积累起了对流感的广泛免疫力"。

陶本贝格尔曾在1997年分离出了1918年大流感的完整毒株。他指出，20世纪的季节性流感毒株，如1957年出现的H2N2病毒和1968年开始流行的H3N2大流行毒株，都起源于最初的H1N1病毒；2009年的H1N1病毒同样如此。他总结说，过去90年来所有的人类

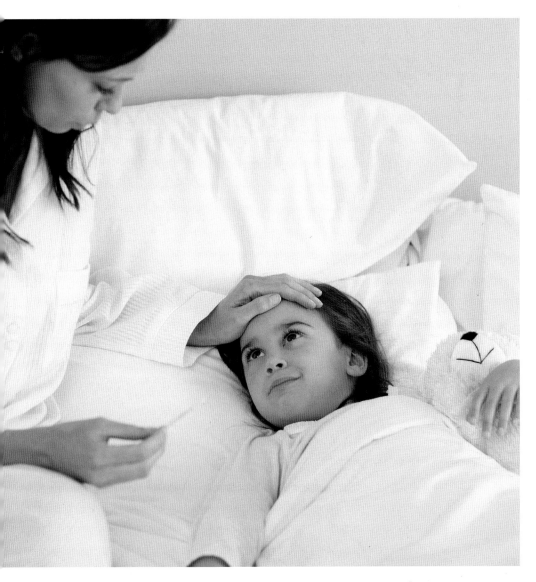

流感毒株，其实都是1918年流感病毒开创的"流感王朝"的一员。

这样的家族联系很可能是现在流行的流感病毒相对温和的原因。携带着H5、H7或H9型血细胞凝集素、在家禽中广泛传播的禽流感病毒，目前尚未获得在人际间传播的能力。然而，一旦它们获得了这种能力，就可能产生一株与1918年H1N1病毒一样恐怖的流感毒株——当年，这种对人类来说全新的病毒在全世界导致4,000万人死亡。

长期以来，对流感大流行最可怕情景的深深恐惧，促使人们采取了种种预防措施，如今终于取得了成效。这种恐惧还促成了1976年美国的疫苗接种行动。这场针对并未真正流行起来的病毒展开的大规模疫苗接种，后来因为伴随而来的不良反应而被人们称为"惨痛的失败"。不过，就算当年针对的是另一种H1N1病毒，那次疫苗接种行动似乎仍然给今天的人们带来了意想不到的回报。

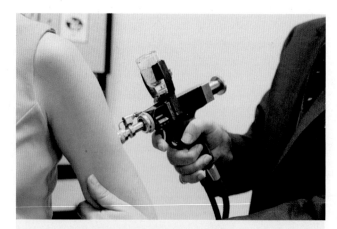

过去的疫苗免疫措施和此前相关病毒导致的感染，或许是如今新型H1N1流感病毒较为温和的原因。

流感疫苗儿童优先

撰文：蔡宙（Charles Q. Choi）
翻译：刘旸

INTRODUCTION

儿童是传播流感最有效的群体，他们会把病毒带到家中，并传染给成年人，成年人再把流感传播到工作场所。如果能给大多数青少年接种疫苗，流感便几乎可以得到控制。

长久以来，美国疾病控制与预防中心一直建议，当流感出现时，应先给年纪较大的病人接种疫苗，因为这一人群接触病毒后的死亡率最高。但新的证据显示，儿童更应拥有优先权。

美国耶鲁大学和罗格斯大学所做的研究强调，儿童是传播流感最有效的群体：他们把病毒

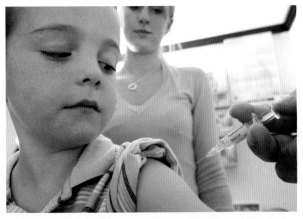

儿童是流感的主要载体，应该先给他们注射疫苗。

带到家中，并传染给成年人，成年人再把流感传播到工作场所。研究人员经过计算得出，如果能给大多数青少年接种疫苗，流感便几乎可以得到控制，老年人、年轻人以及总体的死亡率就会降低。此项研究的具体内容发表在2007年3月27日的《美国国家科学院院刊》上。

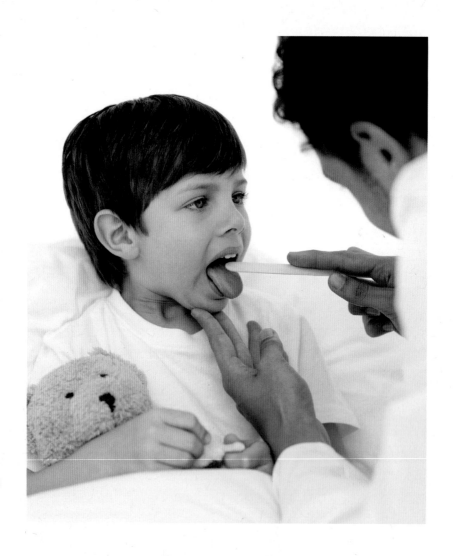

"糖果盒" 检测致命病毒

撰文：蔡宙（Charles Q. Choi）
翻译：波特

INTRODUCTION

流感病毒是通过一种蛋白感染人体的，这种蛋白附着在人体细胞表面含有硅铝酸的糖类上。研究人员分析了200种糖类和含糖蛋白质的序列，发现这种蛋白只需再发生两次变异，就能把禽流感病毒变成感染人体的病毒。

"糖果盒"也许能揭示一种流感的致命性有多大。流感病毒利用血细胞凝集素感染人体，血细胞凝集素是一种滤过性毒菌蛋白，能够附着在人体细胞表面含有硅铝酸的糖类上。美国斯克里普斯研究所的研究人员和他们的同事分析出了包含200种不同糖类和含糖蛋白质的序列，这些种类代表了血细胞凝集素可以附着的主要类型

滤过性毒菌蛋白

滤过性毒菌其实就是病毒。过去人们用过滤的方法来查找致病因子，所使用的过滤装置不会让带有细胞结构的物质通过，但后来发现，滤过液中仍然有可以致病的物质，即病毒。它们不具有细胞结构，体积非常小，所以可以通过过滤装置，人们称这种致病物质为滤过性毒菌，而其起到病理作用的部分就是滤过性毒菌蛋白，它会影响到正常细胞的新陈代谢。许多人类疾病，如感冒、麻疹、天花等，都是由病毒引起的。

分子。他们检测了8种不同类型的流感病毒，包括致命的1918年流感病毒。结果发现，血细胞凝集素蛋白上的位点只需再发生两次变异，就能够把禽流感病毒转变成能感染人体的病毒。这些科学家在2006年1月3日的《分子生物学杂志》（*Journal of Molecular Biology*）上发表了他们的研究成果，并宣称，这些序列能够解释1918年的流感病毒为何那么像鸟类病毒，为何如此致命。他们还能监控并迅速判断出，某种禽流感病毒离变异为可传染人体的病毒类型还有多远。

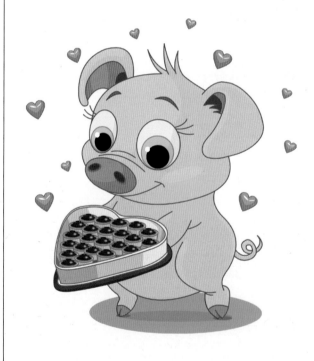

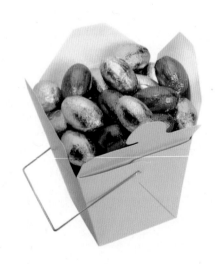

动物监控：抵御流感的首道防线

撰文：克里斯廷·苏亚雷斯（Christine Soares）

翻译：冯志华

INTRODUCTION

> 在人际间传播的H1N1病毒的基因组中，不少片段来自欧亚猪流感病毒。这两种病毒拥有共同的H1N1型祖先，但在猪群中是独立进化的。这说明，猪能扮演中间宿主的角色，是孕育新型大规模流行病毒的温床。

2009年1月，美国一架商务客机迫降纽约哈德逊河面。事后数小时，我们就可看到安防摄像头从各个角度拍摄的相关视频。在监控系统无处不在的今天，人们甚至认为，对于突发事件，总有专人或某种装置在监控，随时准备揭露事件真相。然而，在2009年3～4月间，一种甲型流感病毒（H1N1）跨越物种界限，在人群间暴发流行，却给持这一观点的人泼了一盆冷水。直到5月底，美国主管卫生与农业的官员们都还没弄清楚病毒究竟从何而来。

新型H1N1流感病毒的出现，不但说明监控人类流感流行情况的现有系统存在问题，还证实了一个长期存在的理论：猪有可能扮演中间宿主的角色，是孕育新型大规模流行病毒的温床。在研究这类病毒来自何处、如何在动物体内进化等方面，科学家取得的进展实在有限。同样，科学家也无法预测，动物病毒将在何时向人类进攻——要知道，这一方面的预测有助于预防病毒大流行，至少可以提供早

尼帕病毒

一种新出现的人畜共患病毒，可由动物传播给人类，也可直接人传人。人类感染尼帕病毒后，初期出现流感样症状——发烧、头痛、肌肉痛、呕吐和喉咙疼痛，之后可能出现头晕、嗜睡、意识混乱等。有些人还可能出现非典型性肺炎和严重呼吸道疾患（包括急性呼吸窘迫），严重病例会发生脑炎和癫痫，进而在24～48小时内陷入昏迷。

期预警。

多年来，流感研究一直有充足的经费支持，并受到极大的关注，但如何有效地发现可能危害人类健康的新型动物病原体，卫生官员依然没有找到更好的办法。2007年，当时尚在美国农业部国家动物疾病中心任职的尤根·里克特（Jürgen A. Richt）与同事，在猪体内发现了一株新型甲型流感病毒（H2N3）。他们认为，这种病毒很可能引发大规模流感。他回忆道："那时根本没人关心我们的研究，因此我们问自己，'应该拿它怎么办？'这一领域尚无规则和法规可言，没人对此感兴趣。"里克特与合作者以科技论文的形式，发表了他们对这一新病毒的看法，并得出结论——"严密监控猪以及在工作中时常接触猪的人，将是一个明智的做法。"

在公共卫生领域中，监控至少意味着医生与诊断实验室要报告他们检测到的每一例特定病原体。例如，所有人类流感病例都必须上报至美国疾病控制与预防中心（CDC），再由该机构追踪流感的发病率与传播情况。然而，无论是人还是动物，自愿实验室（voluntary lab，得到美国国家实验室自愿认可组织认证的实验室）检测到的病例仅占医生接触病例的一小部分。对于猪群而言，系统采样以及强制性病例报告仅限于可能对商业养殖造成毁灭性打击的疾病，如典型猪瘟（swine fever）和尼帕病毒（Nipah virus）等。

现就职于美国堪萨斯州立大学的里克特认为，不论标本是以何种理由提交上来，兽医诊断实验室都须更积极地进行全面检查，不放过任何可疑病毒，从而在动物筛查中发挥更重要的作用。"我们需要利用21世纪的先进技术，建设更好的网络，严密监控动物中的突发传染性疾病。"他还解释说，美国一些大型州立实验室已经具备了筛查各种猪类疾病的技术能力，艾奥瓦州和北卡罗来纳州就有这样的实验室，这两个州也是美国养猪量最大的州。微阵列芯片（microarray chip）技术的问世，让一些小型实验室也具备了相应的能力，可以检测专门在猪、牛及禽类中传播的病原体，让人们更全面、更及时地了解动物病原体，如隐藏在家畜体内的新型流感病毒变种，对人类的威胁有多大。

不过，在动物中鉴定出新型流感病毒是一回事，确定这些病毒是否会威胁人类健康又是另一回事。美国国家过敏与传染疾病研究所的杰弗里·陶本贝格尔（Jeffery K.

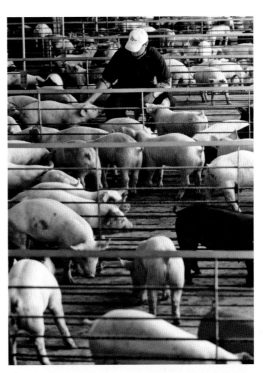

病毒温床：猪是新流感病毒的可能来源，这些病毒可能导致流感在人际间大规模流行。不过，目前对新型动物流感病毒的监控，却滞后于人类流感大流行的预防工作。

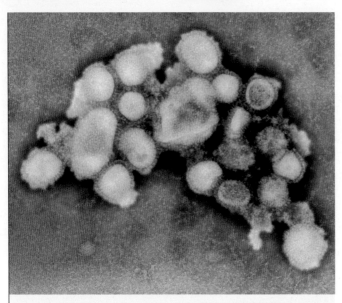

电子显微镜下的H1N1流感病毒：这种病毒已经适应了人类宿主的体内环境，科学家尚无法预测它将以何种方式继续进化。

Taubenberger）说："对于预测动物病毒对人类的影响，我持极为悲观的态度。"2009年3月，他分析了H1N1流感病毒系的两个分支，并发表了相关结果。其中一个分析样本是欧亚猪流感病毒，目前在人际间传播的H1N1病毒的基因组中，有不少片段就来自该病毒。这两种病毒拥有共同的H1N1型祖先，但在猪群中是独立进化的，病毒基因上的微小改变导致了它们适应新宿主方式的不同。很多其他科学家都在寻找病毒改变宿主、增强毒力、变得更易传播的信号，但遗憾的是，他们未能发现明确的模式。

因此，没人能解释，为什么世界范围内禽流感病毒H5N1已经感染了大约400人（主要位于亚洲和非洲），但到目前为止，它们依旧不能完全适应人体环境。1918年西班牙大流感的病毒最初源自何处？它们的现代子孙——新型H1N1病毒又将怎样进化？对于这些问题，科学家仍一无所知。到2009年5月底为止，H1N1毒株已经传播至40个国家，感染了上万人，导致79人死亡。在未来几个月内，凶猛的病毒大概会渐渐平息下来，或更易于在人际间传播。2009年秋天，它们可能会在北半球再次暴发，将造成多大的危害还是未知数。

1996年，在一份1918年大流感受害者的组织标本中，陶本贝格尔与美国军事病理研究所的同事首次提取到当年的流感病毒。他声称，关于流感病毒的基础生物学和生态学，还有太多未知的东西。此外，他认为，对整个农村生态系统（包括人、猪、狗、猫、马、禽类以及其他的驯养和野生动物）的监控，将让科学家对流感病毒的出现和进化有更深刻的认识。

幸运的是，为了预防流感大流行，政府投入的资金和科学家的努力大幅改善了人类流感的监控和响应系统。里克特指出，对于美国南加利福尼亚州的两名患病儿童，科学家非常迅速地确诊他们是美国的第一例和第二例H1N1流感患者，给CDC发出了警示，使得卫生官员们能迅速采取行动。然而，如果对这些来源于动物的新型流感毒株没有更严密的监控系统，那么对人类的监控就不得不成为抵抗流感侵袭的第一道防线。

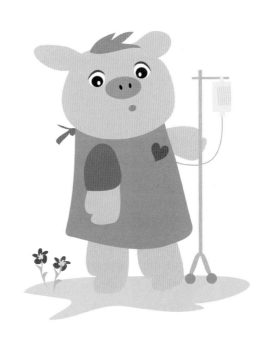

透视流感病毒

撰文：杰西卡·瓦普纳（Jessica Wapner）
翻译：徐海燕

I NTRODUCTION

甲型流感病毒内有一种名叫M2的表面蛋白，它在病毒复制中起重要作用。最近，M2蛋白的性状发生改变，使两种原本可以对付它的药失效。幸运的是，现在研究人员有望通过一块大磁铁揭开M2蛋白的抗药性之谜。

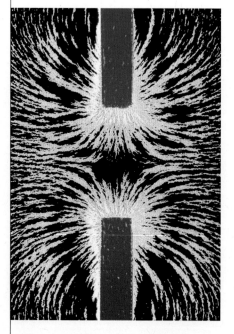

现在，流感病毒已经对两种最常用的药物产生了抗药性，关于如何对付这种病毒，医生和药物开发商已经变得越来越困惑，好在一台900兆赫兹的磁共振仪提供了一些新线索。美国佛罗里达州立大学和杨百翰大学的生物化学家已经利用这块40吨重的磁铁，获得了精确到原子尺度的病毒图像，不仅证实了病毒逃脱惩治的办法，还为新药开发指明了颇有潜力的途径。

这项研究主要关注甲型流感，正是这种病毒导致了流感大流行——更确切地说，他们关注的是甲型流感病毒内一种名为M2的表面蛋白，它在病毒复制中起重要作用。抗病毒药物金刚烷胺

（amantadine）和金刚乙胺（rimantadine）能够阻断M2蛋白所在的生物通路，一度成为最常用的流感药物。然而，几年之后，M2蛋白的性状发生改变，不会再被这两种药物阻断了。2006年，美国疾病控制与预防中心建议，不再使用这两种药物。尽管抗药性的基本原理已是众所周知，但M2蛋白的具体功用一直是谜。

这块大磁铁可以获得病毒内部图像，很像用来观察肢体器官内部图像的磁共振成像仪（MRI）。这种方法叫作固态核磁共振波谱法（solid-state nuclear magnetic resonance spectroscopy），尽管与磁共振产生的图像相似，但存在几个关键差异。磁共振扫描使用的磁场能够统一水分子中氢原子核的自旋方向，然后在这些分子回复基态时，利用不同组织回复基态时间也不相同的原理，生成膝盖、大脑或肿瘤的图像。但是M2蛋白位于疏水的细胞膜上，因此，无法采用磁共振扫描。固态核磁共振波谱仪产生的磁场能够改变非氢原子核的自旋方向，因此，能够在无水环境下对蛋白质成像。此外，还可以将样品冷冻起来，这样就更容易观察M2这类"狡猾"的蛋白了。

核磁共振波谱法

　　核磁共振主要是由原子核的自旋运动引起的。核自旋量子数不为零的原子核，在外加的高强静磁场中将分裂成多个核自旋能级（核磁能级），如果再施加一个特定的电磁波，使其能量恰好与核磁能级能量间隔相等，那么原子核就会吸收辐射而产生能级跃迁，这就是核磁共振现象。核磁共振波谱就是由核磁共振波谱仪绘制的，以共振峰频率位置为横坐标，以峰的相对强度为纵坐标的图谱。通过分析核磁共振波谱，就可以了解物质中相应原子、分子基团的成分、结构等信息。近年来，核磁共振技术主要集中在^{1}H（氢谱）和^{13}C（碳谱）两类原子核的波谱研究上。由于可以得到高分辨率的蛋白质三维结构，核磁共振波谱正成为研究大质量、复杂结构的蛋白质的重要手段。

美国佛罗里达州立大学的蒂莫西·克罗斯（Timothy A. Cross）及其合作者通过对氮原子的观察，确定了M2蛋白的作用过程。他们发现，这种两头都有孔洞、形似隧道的蛋白只有在酸性环境中才会被激活，依赖于组氨酸和色氨酸工作：组氨酸将质子从寄主细胞运送到病毒内部，色氨酸则起门户作用，在质子到达时开放。质子通过M2蛋白进入病毒是病毒复制的关键环节之一。

以上发现刊载于最近出版的《科学》杂志，它提出了M2蛋白的独特机理，或许能成为新药开发的切入点。克罗斯说："这是一种全新的化学机理，我们也许可以针对它设计专门的药物。"他还指出，病毒对M2蛋白的依赖性极高，因此，对这种药物的抗药性将很难通过突变产生。

克罗斯和他的团队正在利用这些结果，筛选抗流感病毒的化合物，但目前尚未有可靠结果。

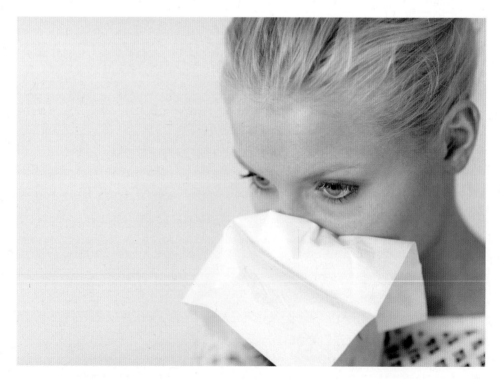

人造病毒争议

撰文：詹宁·因泰兰迪（Jeneen Interlandi）
翻译：揣少坤

INTRODUCTION

以往的研究表明，任何增强禽流感传播能力的基因变异，同时也会削弱它的致命性。然而，不久前，来自美国和荷兰的科学家各自在实验室中发现了一些基因变异，这些突变既能提高禽流感病毒的传播能力，又不会降低它的致命性。

这是一项罕见的研究，结果还未发表，就引起了人们的极度恐慌。不过，在流感季，与流感相关的研究都会成为热门话题。

长期以来，流行病学家一直在争论H5N1病毒（禽流感病毒）发生大流行的可能性。一方面，该病毒在人类中的传播过于低效，自从1997年出现以来，它们引起的感染病例不足600个，这会让人觉得，这种病毒似乎并不那么可怕；另一方面，当H5N1传播时，却又相当致命：感染人群的死亡率接近60%。数年研究表明，任何增

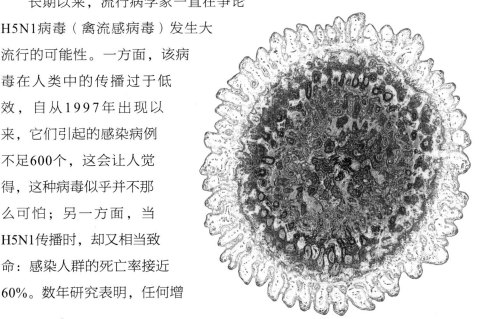

强该病毒传播能力的基因变异，同时也会削弱它们的致命性。然而，在2011年年底，威斯康星大学麦迪逊分校的河冈义裕（Yoshihiro Kawaoka）和荷兰伊拉斯姆斯大学医学中心的罗恩·富希耶（Ron Fouchier）准备投稿发表的一系列研究，却得出了截然不同的结果。

这两位科学家分别发现了一些基因突变（富希耶发现了5种），这些突变能提高H5N1病毒在人群中的传播能力，却不会降低该病毒的致命性。

上述结果是否应该发表，引起了很多争议。批评者认为，如果上述研究方法或基因序列公之于众，就等于把一种"生物武器"拱手送给了潜在的恐怖分子。他们还担心，这些人造病毒可能从实验室泄漏。

支持者则认为，自然产生这类突变病毒，引发全球大流行的危险，要远大于恐怖分子所带来的威胁。弄清楚哪些突变组合可以大幅提升H5N1在人群中的传播能力，将有助于流行病学家尽早找出对策。例如，他们可以在这些新病毒中试验已有疫苗的效果。

2011年12月中旬，美国国家科学生物安全咨询委员会（NSABB）对两篇论文进行了审核。同时，大多数专家都认为，应该用更好的方法来开展此类研究。

美国明尼苏达大学的传染病学家、NSABB成员迈克尔·奥斯特霍姆（Michael T. Osterholm）说："70年来，物理学家也在从事各种敏感和机密的研究，在生命科学领域，我们也应该找到同样的方法，在不威胁公众安全的前提下，继续这些研究。"

话题三

给我一双慧眼吧

心灵之窗——我们的眼睛，为我们展示了精彩纷呈的世界，但病变之后如何治疗？眼睛检查能降低慢性眼疾的发病率吗？

"给我一双慧眼吧"是很多失明患者的呐喊。虽然针对病变的不同部位，科学家们研究出了不同的治疗方法，但若眼睛的功能完全丧失，失明的人能否重见光明？答案是，能——用舌头去"看"世界！

走进本话题，让我们一起去探索这一项项让人心动的光明成果吧！

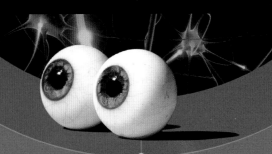

玩游戏能重塑大脑

◆ 撰文：加里·斯蒂克斯（Gary Stix）
◆ 翻译：冯志华

INTRODUCTION

玩游戏时双眼协同工作，由此在大脑皮质上建立联系，以赋予人们恰当的视觉灵敏度。

海盗的"独眼龙形象"早已深入人心，但很少有人知道，其中暗含一种由来已久的治疗儿童弱视的方法——蒙住正常眼睛，强迫患有弱视的那只眼睛工作，从而阻止它进一步退化。另外，玩电脑游戏也有助于缓解弱视——在这种情况下，与双眼视力相关的神经细胞会"学着"同步放电，形成一个立体视觉神经通路，加强人们的深度知觉（depth perception）。此前，科学界认为，如果对弱视现象置之不理，一旦错过关键期，将导致永久性的视觉缺损。不过，目前的一些研究表明，对于占世界人口5%的弱视群体而言，即使错过治疗关键期，依然有治愈的可能。

不仅如此，透过弱视现象，我们可以从新的角度来认识大脑的可塑性，这将有助于治疗与大脑神经通路故障相关的各种疾病，如精神分裂症、癫痫症、自闭症、焦虑症、成瘾性等。美国哈佛大学医学院的科学家塔高·亨施（Takao

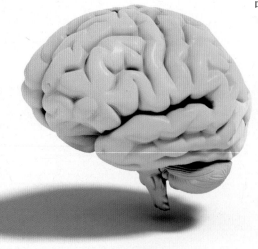

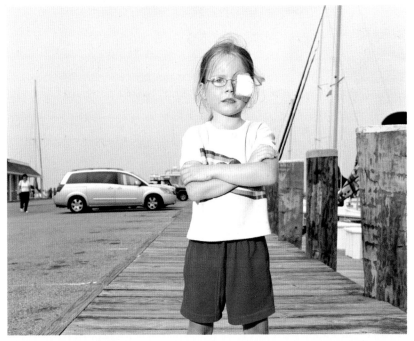

行之有效的弱视疗法：在视觉发育关键期，将患者的正常眼睛蒙上，可能使大脑形成新的神经回路，恢复视觉灵敏度。

Hensch）指出，这些疾病"并非神经退行性病变（部分神经通路遭到破坏），如果通过正确的方法刺激缺陷通路，大脑即可正常发育"。

这些新发现其实源自10年前的研究。当时，亨施领导的一个研究小组发现，在发育早期，一个特殊的视觉通路可诱导出一个"关键期"——在这段时间内，双眼必须协同工作，在大脑皮质上建立联系，以赋予人们恰当的视觉灵敏度。在此过程中，小清蛋白篮状细胞（parvalbumin basket cell）会释放神经递质GABA（γ-氨基丁酸，其作用是抑制细胞的活动），因而GABA及类似药物（如安定，Valium）也能诱导那段关键时期的出现。

最近几年，基于亨施的发现，以及对小清蛋白细胞外细胞基质（由蛋白质和糖类构成）重要作用的了解，科学家完成了一系列实验，展示了在成年动物中再现"关键期"的方法，也为相关疾病的治疗开拓了一条新途径。2006年，意大利比萨大学的神经生物学家兰贝托·马费伊（Lamberto Maffei）领导一个研究小组，将一种名为软骨素酶（chondroitinase）的物质注入患有弱视的成年大鼠的视觉皮质中，细胞外基质被酶分解，视觉发育关键期得以重现。将大鼠的正常眼睛蒙上后，研究人员见证了大鼠视力恢复的全过程：与双眼相关的神经通路同时放电，正如幼年发育期时一样。

2008年夏天，亨施的团队在《细胞》杂志上发表论文称，在视觉皮质发育过程中，一种名为Otx2的蛋白与安定药物具有同等功效。在胚胎发育期，这种蛋白与头部发育相关；在个体出生后，它则会启动视觉发育关键期：Otx2蛋白从视网膜处转移至大脑后部的视觉皮质，并"告诉"这块重要的大脑区域，双眼已经准备好发育成熟了。

2008年11月，在美国神经科学协会年会上，亨施向同行报告了他的工作。他们通过基因工程的手段，让患有弱视的成年小鼠的神经元缺失Nogo（一种抑制中枢神经元轴突再生的蛋白）受体。在实验中，当小鼠处于视觉发育关键期时，研究人员将小鼠的一只眼睛缝合（两只眼睛都是正常的），以诱导弱视症状。小鼠的视觉灵敏度也随之降低。然而，当缝合线被拆除后，由于小鼠体内不存在抑制蛋白Nogo的受体，它们的视觉自动恢复了正常。

美国加利福尼亚大学伯克利分校的神经科学家丹尼斯·利瓦伊（Dennis Levi）评论说："这是一项极具启发性的工作。未来，我们将利用分子手段来治疗弱视。"

利瓦伊口中的"未来"并不遥远。实际上，口服药物已在药房柜台上出现了。2008年，马费伊的研究小组发现，抗抑郁药物百忧解（Prozac）可以使成年大鼠的视觉系

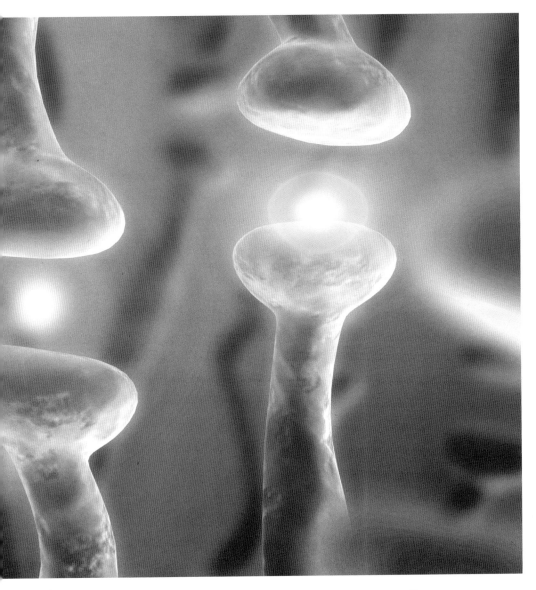

大脑通路出现障碍的恶果

研究显示，我们可以迫使神经系统回到较早的、更具可塑性的阶段，为治疗弱视提供更多的可能性。不过，在发育的关键期，如果大脑中的信号传递出错，则将导致大脑长期处于可塑性过强的状态，这可能诱发精神分裂症。自闭症则源于过激连接（overexcited connection）太多，这是大脑通路连线错误的另一个实例，常发生于幼儿期。与视觉系统中的生化物质相似的物质可被听觉、嗅觉和触觉信号激活，调整这些物质在中枢神经系统内的浓度，理论上可治疗多种疾病。

统恢复可塑性。

让神经细胞"返老还童"、恢复可塑性的方法将是医学领域的重大突破。不过，完全恢复大脑的可塑性却可能给医生带来新的麻烦。例如，让一个30岁患者的大脑重获橡皮泥般的可塑性，可能并不是最佳的治疗方案——一些科学家认为，大脑的可塑性过强，可能会导致精神分裂症等疾病。

一些科学家正在研究，仅凭借外界刺激，到底能在多大程度上恢复大脑的可塑性，以使患者的病情好转。利瓦伊在研究中发现，玩过数千轮电脑游戏后，成年弱视患者的视觉灵敏度的确有所改善。现在，利瓦伊正忙于研究电脑游戏。《侠盗猎车手4》（*Grand Theft Auto IV*）和《荣誉勋章》（*Medal of Honor*）的开发商可能从未想到，他们的游戏竟能重塑大脑。

眼睛检查弊大于利?

撰文:艾利森·斯奈德 (Alison Snyder)
翻译:刘旸

INTRODUCTION

眼睛检查的确可以查出早期青光眼,如果能及时调整眼部液压,则可降低患者失明的概率。但检查过程可能对患者眼睛产生刺激,另外,患者接受青光眼治疗会增加白内障发病的风险。

2002年,青光眼检查得到美国时任总统布什批准,成为美国国家卫生保健政策实施的第一批预防性医疗项目之一。在此前的几十年里,虽然眼疾检查并不是一项政策性措施,但医疗部门一直都在这样做,以降低慢性眼疾的发病率(尤其对于眼疾高危人群)。2005年,一个由政府资助的专家组却突然宣称,他们不推荐公众接受青光眼检查。这个令人吃惊的结论立即引

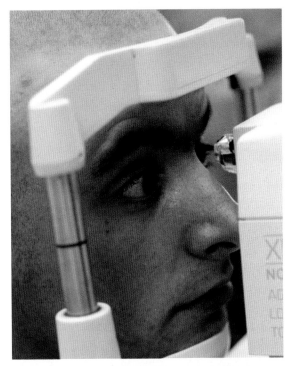

意见不一:2005年的一份报告质疑青光眼检查制度。

发了一场激烈争论——青光眼检查到底有害还是有益？根据最新研究结果，胜利的天平开始向有益的一方倾斜。

在美国，青光眼已经成为首要致盲因素，患者多达300万。当眼部液压升高时，向大脑传递视觉信息的视神经会遭受不可修复的破坏。随后，视野边缘开始出现盲点，并逐渐恶化为视野狭窄。如果不及时治疗，最终会失明。

据美国国家眼科研究所统计，50%左右的青光眼患者并不知道自己已经患病。南加利福尼亚大学的眼科教授罗希特·瓦尔玛（Rohit Varma）说："这种疾病没有明显的症状或预兆，只有在检查时才能发现。"诊断时，医生一般要检查患者的周边视觉（peripheral vision）、视网膜和视神经有无损伤，并测量眼部液压。视觉一旦失去就不可能恢复，因此，眼部检查极为重要。如果发现及时，并实施手术或药物治疗，就可以阻止病情恶化。

眼科研究所、政府机构、专家协会以及消费者团体都建议，青光眼高危人群应经常接受检查，如有青光眼家族病史的人、40岁以上的美籍非洲人、60岁以上的老年人（尤其是拉丁美洲居民）等。但在2005年，美国预防医学特别委员会（USPSTF）的专家组对一系列与眼睛检查有关的科学文

眼部液压

指眼内容物中的液体组分对眼球壁施加的压力，是眼部压力（眼压）的主要部分。正常人的眼压稳定在一定范围内，以维持眼球的正常形态，同时保证屈光间质发挥最大的光学性能。眼内容物有房水、晶状体、玻璃体，但对眼压有很大影响的是房水。房水由睫状体中的睫状突产生，然后进入后房，并经瞳孔流入前房，再经前房角通过一些管道排出眼球外。在一般情况下，房水的产生和排泄保持着动态平衡，即在一定时间内，产生的房水和排出的房水的量是相等的。如果房水的排出通道被阻塞，或因某种原因房水产生的量增加，都可导致房水的蓄积，使眼压升高。如果眼压长时间居高不下，那么额外的压力将损伤视觉神经。这种损伤会逐步损害视力，直至失明。

献进行分析后，得出结论：支持或反对公众接受青光眼检查的证据都不充分。

回顾了13项研究后，专家组发现，眼睛检查的确可以检查出眼部液压增加和早期青光眼，如果能及时调整眼部液压，则可降低患者失明的概率。但没有足够的证据可以证实，这种检查甚或及早确诊能改善青光眼患者的生活质量。另外，专家组还罗列了检查过程可能对患者眼部产生刺激以及患者接受青光眼治疗会增加白内障发病风险等事实。专家组始终没有对支持或反对眼睛检查做出最后定论。非营利性公共政策研究组织——波拖马可政策研究所学术委员会主席丹尼斯·麦克布莱德（Dennis McBride）表示，眼部检查"利并不大于弊"。

考虑到上述结论可能会影响人们对青光眼检查的信心，波拖马可政策研究所和青光眼基金会在2007年10月召开会议，讨论了关于青光眼检查与治疗的国家方针。会上，科学家用事实回答了USPSTF提出的疑问，即青光眼检查是否有利于改善患者的生活质量。在洛杉矶拉丁美洲人眼疾研究项目的一次调查中，科学家测量了青光眼患者视野的狭窄程度，并让他们描述眼疾如何影响日常生活。根据患者们的描述，狭窄的视野极大地限制了日常活动范围，在做一些需要准确判断距离、依靠周边视觉的事情（如驾驶）时尤其如此，他们在精神健康和依赖性测试中也只能得到很低的分数。研究负责人瓦尔玛说："我们的研究显示，即使是轻微的视野缺损，也会影响人们的日常生活。"

当我联系USPSTF，请该组织的科学家谈谈对上述研究的看法时，他们以保护病人隐私为由拒绝了我的要求。麦克布莱德希望，USPSTF在2010年回顾关于青光眼检查的研究时，能认真分析新数据，重新审视青光眼的检查与治疗。最后，我们不妨用他的话来形容视觉的价值："当一个人上了年纪，他最怕失去的不是生命，而是视觉。"

青光眼的新疗法

撰文：明克尔（JR Minkel）
翻译：周俊

I NTRODUCTION

过去医学界一直认为，青光眼是由于眼球内压力过高造成的，可最近这种疾病被诊断为神经变性的一种症状，可以通过自体免疫反应进行抑制。但过多的自体免疫会导致脑部炎症，何去何从还要拭目以待。

002年，由于一些患者出现脑组织炎症，一项针对阿尔茨海默病的疫苗临床试验被迫终止——这是免疫系统对人体造成伤害的结果。目前，有研究者认为，人工诱导轻微的自体免疫反应，能够保护中枢神经系统，远离青光眼、脊髓损伤、帕金森综合征和阿尔茨海默病等神经变性症状。任职于美国内布拉斯加大学奥马哈分

自体免疫反应

指生物体的免疫系统由于某些原因，对自身构成成分引起免疫反应的现象。在正常情况下，人体免疫系统要对外来的抗原或体内不正常的细胞（如肿瘤细胞）进行攻击与清除，这是保护自身的一种生理机制。但在一些情形下，免疫系统可能会对抗自己身体内的正常细胞（甚至细胞内的各种正常组成部分），造成不正常的过度炎症反应或组织伤害，进而影响身体健康，甚至造成疾病。常见的自体免疫疾病包括系统性红斑狼疮、类风湿关节炎等。

校的霍德华·根德尔曼（Howard Gendelman）表示："这是眼下一个热门课题。"

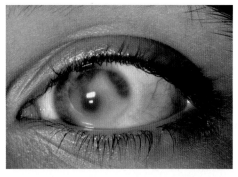

虹膜被覆盖引起青光眼。青光眼是神经变性的一种形式，可以通过自体免疫反应进行抑制。

一切要从青光眼说起。过去，医学界一直认为，青光眼是由于眼球内压力过高，压迫到视觉神经所致。可最近，这种疾病被认定为神经变性的一种症状，是由受损的视觉神经影响到健康的脑细胞造成的。早在20世纪90年代末用哺乳动物（猴子）试验之前，以色列雷荷弗特市魏兹曼学院的神经免疫学家米歇尔·施瓦兹（Michal Schwartz）就已经观察到：压迫大鼠视觉神经的一小部分，可以造成大鼠体内大范围细胞病变。米歇尔·施瓦兹和她的团队还发现，免疫系统的攻击因子T细胞，会聚集在受损细胞的周围。

这种小规模聚集现象对人体究竟有何利弊？研究者把不同类型的T细胞注入到视觉神经损伤的大鼠体内，他们惊讶地发现，当注入对髓磷脂（myelin，一种包裹神经元的油脂性髓鞘）产生反应的T细胞时，大鼠的功能性视网膜神经节细胞的数量是注入其他T细胞时的三倍。在接下来的试验中，研究者用遗传工程学方法来减少大鼠体内的T细胞。缺少T细胞的大鼠和对髓磷脂自体免疫反应不敏感的大鼠，其青光眼症状都比普通大鼠严重。

将抗髓磷脂的T细胞注入人体，很可能会造成脑组织炎症。因此，施瓦兹开始寻找只引起轻微反应的药物。一种叫作克帕松（Copaxone）的药物，已被批准用于治疗多种硬化症。人体对它有免疫反应，而且对髓磷脂也会产生轻微的反应。实际上，啮齿动物在视觉神经受损后，注射克帕松疫苗，会比没注射的动物保留更多的视网膜神经节细胞。

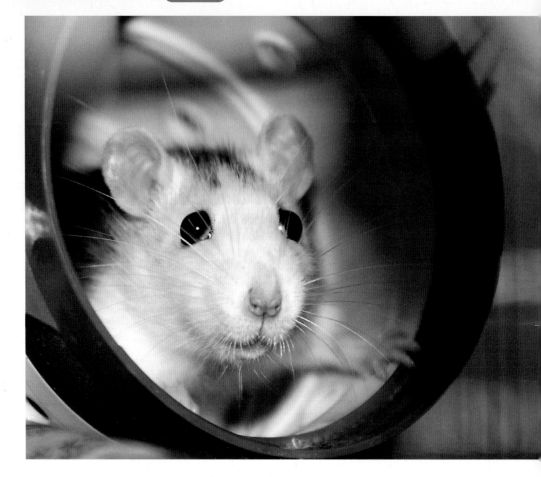

　　施瓦兹表示，这种做法利用了人体先天的"保护性自体免疫"，并且极力主张将它作为治疗脑部疾病的方法。她强调，过多的自体免疫会导致脑部疾病，但太少会加剧神经变性。"这真是个漂亮的假设。"德国马克斯·普朗克神经生物研究所所长哈特穆特·维克勒（Hartmut Wekerle）这样说道。美国波士顿女子医院布里罕神经性疾病中心的霍华德·维纳（Howard Weiner）也表示："我认为施瓦兹的理论是正确的，在很多动物身上都已经得到了印证，因此，在人身上也能起作用，这是可以合理推导的。"为了进一步支持该理论，根德尔曼的团队于2004年报道说，把抗髓磷脂的免疫细胞转植到患帕金森综合征的大鼠体内，能保护神经元。

美国俄亥俄州州立大学的脊髓研究学者菲利普·波波维奇（Phillip Popovich）在试验中发现，虽然我们掌握了很多复杂多样的证据，却无法在重复施瓦兹的试验后得出相同的结论，即转移的T细胞能保护脊髓组织。波波维奇说："根据常理我们也能想到，还有很多问题正等着我们。"他提出，他们与施瓦兹实验室之间的差异也许是动物模型之间的细微差别造成的。这就意味着，这种治疗方式还不能有效治疗脊髓损伤的问题。

英国南安普敦大学的神经病理学者胡吉·培瑞（V. Huge Perry）指出，许多在老鼠身上可以被治愈的疾病，至今仍在折磨着人类。人类不同于实验室的老鼠，个体的免疫反应因人而异。因此，疫苗接种会产生损害人体的自体免疫反应，正如被中止的阿尔茨海默病疫苗试验一样。不过，培瑞也承认，在某些情况下，"对炎症的控制还不够精确。如果你能导入T细胞，创造出抗炎因子，那将是一件大好事"。

根德尔曼称，在全面利用保护性自体免疫进行治疗之前，还有种种障碍，就像一个黑匣子一样。但正面的研究成果已经引起了一些生物医药公司的兴趣：以色列梯瓦制药公司正着手对青光眼和其他神经变性疾病进行研究，寻找利用克帕松和缩氨酸等治疗的可能性。如果该公司能继续深入到临床试验，那么这个黑匣子或许就会被打开。

注射疫苗治疗青光眼

估计有6,500万人在忍受着青光眼的折磨。青光眼是美国可预防性失明的主要原因，通常认为它是由眼压太高损伤了视觉神经造成的。但是研究者发现，青光眼在眼压低的情况下仍能继续发展。美国加利福尼亚大学圣迭戈分校海明顿青光眼中心主任罗伯特·维瑞博（Robert Weinreb）就注意到了这一点。因此，通过注射疫苗来治疗青光眼成了一种极具吸引力的方法。"治疗青光眼需要更多方法，而不仅仅是眼药水。"他说，啮齿动物的数据说明疫苗是可行的，"但我们需要更多的数据和临床试验"。

干细胞修复视网膜

撰文：艾利森·斯奈德（Alison Snyder）
翻译：贾明月

INTRODUCTION

为了治疗患有严重黄斑变性的患者，终极的办法是修复感光细胞本身。英国科研人员宣称，他们把来自健康新生小鼠的未成熟感光细胞植入失明小鼠体内，接受了这些细胞的瞳孔对光线的敏感度，要高于没有接受移植的瞳孔。

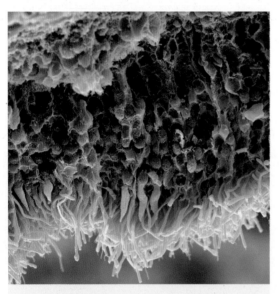

干细胞有望用于治疗视网膜病变。这张视网膜剖面图上可以看到视神经细胞（浅红色）、视杆细胞（白色）和视锥细胞（黄色）。

人的视网膜上有数百万个感光细胞（photoreceptor cell），它们收集光线并将信号传入大脑。这些感光细胞一旦死亡，人的视力也随之丧失。盼望治疗失明的医学研究人员已经将目光转向了干细胞，因为近期的实验证明，干细胞可以补偿在黄斑变性（macular degeneration）中损失的感光细胞。

黄斑变性是最为常见的失明症，美国65岁以上的人有10%受它影响。它首先攻击一层叫作视网膜色素上皮（retinal pigment epithelium, RPE）的保护层，这些上皮组织为感光细胞传输营养物质，对后者的生存至关重要。移植新的RPE组织可以拯救濒死的感光细胞。不过，仅在美国，出现早期黄斑变性征兆的人数就多达数百万，治疗所需的组织数量极为庞大，所以这种方法显然并不可行。

在美国马萨诸塞州的伍斯特市，有一家名叫先进细胞技术公司的生物技术公司，那里的科学家找到了更为丰富的RPE细胞来源。2004年，他们设计了一种方法，可以将胚胎干细胞转化为可移植的RPE组织。在接下来的实验中，他们将转化后的细胞植入一些大鼠的眼中，这些大鼠自身的RPE细胞都有可令感光细胞死亡的遗传缺陷。2006年9月，研究人员在《克隆与干细胞》（*Cloning and Stem Cells*）杂志上发表文章称：几周之后，当遗传疾病的效果开始在大鼠身上显现时，接受过治疗的大鼠在滚动圆筒上追踪条纹的能力是未接受治疗大鼠的两倍。接受过治疗的大鼠视力有所改善，但依旧远低于正常水平。

然而，要想治疗患有严重黄斑变性或其他感光细胞病变的患者，最终还是要修复感光细胞本身。2006年11月，英国伦敦大学学院等研究机构的科研人员宣称，他们已从处于不同发育阶段的小鼠视网膜中提取出了细胞，并成功植入失明小鼠体内。他们发现，来自健康新生小鼠的未成熟感光细胞，可以迁移到视网膜的正确区域，继而发育为成熟的感光细胞，不过，胚胎或成体小鼠的细胞并不具备这种能力。接受了未成熟感光细胞的瞳孔对光线的敏感度，要高于没有接受移植的瞳孔。

美国华盛顿大学从事视网膜发育研究的托马斯·雷（Thomas

就算科学家能够从视网膜干细胞中培育并精确辨认出未成熟的感光细胞，他们仍需克服许多困难，才能将干细胞移植疗法变为现实。

以下是一些主要的困难：
◎移植细胞的排斥问题
◎与干细胞相关的肿瘤发展问题
◎在垂死的视网膜中植入细胞的存活问题

Reh）指出，这些发现表明，用于移植的细胞（如感光细胞）需要发育到比干细胞更成熟的阶段才行。不过，与这些小鼠细胞相当的人类细胞，也需要从胎儿的视网膜中提取，这又会引出有关未成熟细胞来源的伦理之争。或许从成体干细胞或角膜干细胞中，也可以培育出未成熟的感光细胞。

托马斯在自己的实验室中，将人体胚胎干细胞诱导为视网膜干细胞，目前已有6%转变为感光细胞。美国伯纳姆医学研究所（位于加利福尼亚州的拉霍亚）的干细胞研究专家埃文·斯奈德（Evan Snyder）说，这个转变率听起来并不高，但是也没有必要气馁。通过研究导致这6%的细胞转变成感光细胞的原因，研究人员也许能找出产生更多可移植细胞的方法。他们也许还能找到一种方法，可以从一大堆混合细胞群中筛选出合适的细胞。例如，美国密歇根大学安阿伯分校的眼科研究专家阿南德·斯瓦鲁普（Anand Swaroop），就致力于通过细胞表面表达的蛋白来鉴别和清除感光细胞。

即使找到了细胞源，也克服了与移植干细胞有关的安全顾虑，研究人员仍将面临最大的挑战——证明植入的感光细胞可以与其他神经元相连，并最终与视神经接通。每个感光细胞都必须连通几个重要的线路。斯奈德说："仅仅拥有合适的细胞类型，并不意味着得到了合适的神经连接。"移植自小鼠视网膜的未成熟感光细胞显示有一定的活性，但斯瓦鲁普指出，要想确定感光细胞已被修复，就必须对小鼠进行行为测试。局部连接的神经可以引起小鼠瞳孔对光的反应，但真正的视力改善依赖于小鼠对颜色及其他视觉元素的反应能力。毕竟，"眼见"为实。

黄斑变性的干细胞疗法

撰文：桑亚·柯林斯（Sonya Collins）

翻译：王冬

INTRODUCTION

在西方国家，黄斑变性是造成50岁以上人群失明的主要原因。要治疗黄斑变性就必须修复感光细胞。英国科学家发现，来自健康新生小鼠的感光细胞可以迁移到失明小鼠的视网膜上，继而发育为成熟的感光细胞。

时至今日，人们对老年性黄斑变性（age-related macular degeneration，AMD）这种造成视力丧失的最常见的疾病仍然束手无策。这种疾病的患者多是60岁以上的老年人，他们眼球后部一层叫作视网膜色素上皮的细胞逐渐变薄。这层细胞的作用是清除眼球产生的废物，并为视觉感受细胞提供营养。视觉感受细胞是形成视觉的关键，它的作用是接收光照，并把光转化成神经冲动。随着疾病的发展，失去营养的视觉感受细胞逐渐死亡，患者就会表现出中心视觉的丧失，他们会看不到眼睛正前方的物体，而患者的周边视觉不受影响。

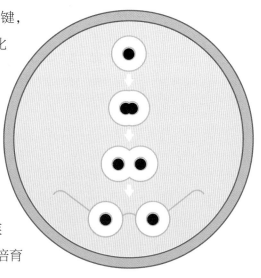

胚胎干细胞有可能阻止这种疾病的发展。科研人员把胚胎干细胞培育

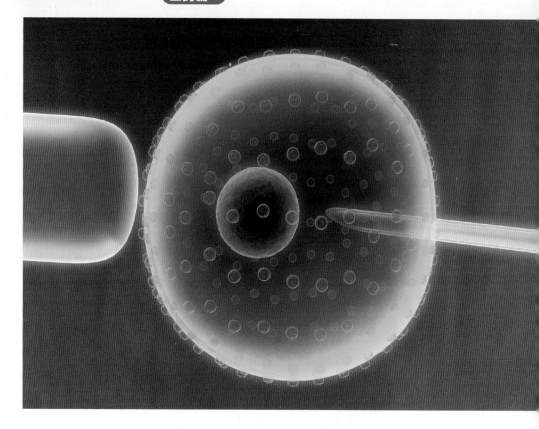

成新的视网膜色素细胞，并将它注射到大鼠视网膜后方。新的细胞成功修补了上皮组织，暂时阻止了视网膜退化，挽救了遭受威胁的视觉感受细胞。

2011年，科学家第一次用这种方法对患者进行治疗探索。这项临床试验着眼于治疗一种最常见的老年性黄斑变性——萎缩性黄斑变性，也叫作干性黄斑变性。临床试验由美国先进细胞技术公司发起，并由加利福尼亚大学洛杉矶分校的朱尔斯·斯坦眼科研究所提供支持。"致盲性疾病的治疗对细胞疗法有巨大的需求，（除了黄斑变性）还有更多疾病有待研究。"玛丽·赛特（Marie Csete）说。赛特是美国加利福尼亚再生医学研究所的前首席科学官，她并没有参与此次临床试验。

一些批评警告说，患者的免疫系统可能会排斥外源性细胞，并且没有分化的干细胞有可能会转化成癌细胞。先进细胞技术公司的首席科学官罗伯特·兰扎（Robert Lanza）则回应说，他们的团队已经解决了这两个问题。眼球是一个免疫豁免（immune-privileged）器官，也就是说，它不太会像其他器官一样排斥外源组织，此前的大鼠实验也证实了这一点。先进细胞技术公司还开发了一种检测手段，可以查出将要移植给患者的视网膜色素上皮中哪怕单个的未分化细胞。

如果临床试验证实这个疗法的安全性没有问题，那么兰扎将会开展针对更早期老年性黄斑变性患者的临床试验，以便更早地预防相关疾病。最乐观的估计是，这种胚胎干细胞疗法将会保住患者的完全视力，而不仅仅是挽救已经丧失的视力。

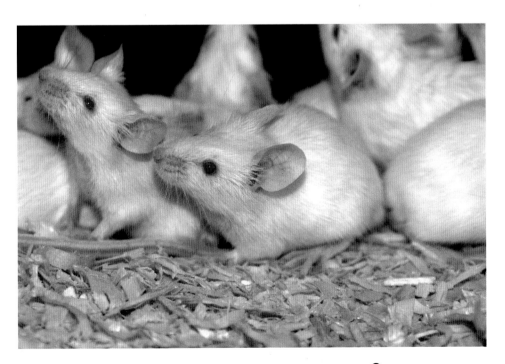

基因疗法恢复视觉

撰文：费里斯·贾布尔（Ferris Jabr）
翻译：杨宁宁

INTRODUCTION

莱伯先天性黑内障是一种遗传性眼病，患有这种疾病的儿童出生时视力很弱，病情会随着越来越多的感光细胞死亡而恶化。美国神经学家用基因疗法为12名患者治疗了两只眼中的一只，6名患者的视力大幅提高。

经过几年的挫折，基因治疗再次取得了可喜的成果。这一次，对于一出生就失去视力的患者，基因疗法显示出不错的治疗效果。

2008～2011年，美国宾夕法尼亚大学的神经科学家简·贝内特（Jean Bennett）和同事利用基因疗法，对12名因患有莱伯先天性黑内障（Leber congenital amaurosis，LCA）而失明的成年人和儿童进行了治疗。LCA是一种罕见的遗传性眼病，患者会因为视网膜上的感光细胞死亡而失明。通常，患有这种疾病的儿童出生时视力很弱，病情会随着越来越多的感光细胞死亡而恶化。

LCA的出现，是因为视网膜细胞发生了基因突变。在这种认识的基础

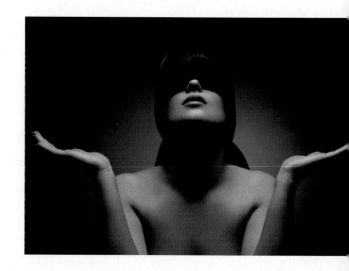

上，科学家研究出相应的基因疗法。在感光细胞内，基因突变会阻碍某种酶的合成，这种酶能催化视黄醇（维生素A的一种形式）分解出一种物质，而这种物质是感光细胞检测光，并将光信号传输到大脑所必需的。

在最初的研究中，贝内特和同事为12名患者治疗了两只眼中的一只，6名患者的视力大幅提高，已经不再符合失明标准。2012年2月，在发表于《科学－转化医学》（*Science Translational Medicine*）上的后续研究中，研究人员从那12名患者中挑选了3名女性，向未经治疗的眼睛注入了功能性基因，在随后半年里，他们跟踪观察了这3名女性。结果，只经过两周时间，她们那只眼睛的视力就有提高：她们可在昏暗的灯光下避开障碍物，能阅读大字体文本，还能识别人脸。

此外，这3名女性患者不仅眼睛对光线更加敏感，大脑也对光信号更加敏感。功能性磁共振成像表明，在基因治疗之前，患者的视觉皮层处于"脱机状态"，而接受治疗后，这块区域就活跃起来了。令人惊讶的是，第二轮基因治疗后，大脑对首轮治疗中的那只眼睛的反应也有所增强。这也许是"因为两只眼睛行动一致，并且视觉在某些方面依赖于双眼视觉"，贝内特说。

贝内特认为，基因疗法对于感光细胞尚有存活的低龄患者会更有效。对于LCA和其他形式的遗传性失明患者来说，这项研究"真是个好兆头"。

给我一双慧眼吧

话题三

人造角膜

撰文：蔡宙（Charles Q. Choi）
翻译：刘旸

I NTRODUCTION

角膜是眼球前壁的透明膜，捐献角膜可以让角膜受损患者重见光明，但捐献数量毕竟有限。目前，美国科技人员已经利用先进材料制成了像隐形眼镜一样的人造角膜，可能很快就可以替代捐献的人类角膜。

角膜是人眼最外面的透明部分，角膜受损是失明的第二大元凶，世界上有一千万人口受其影响。然而，由于捐献者数量有限和文化障碍等因素，角膜移植常常无法施行。日前，斯坦福大学的研究人员发现，利用先进材料制造的人造角膜可能很快就可以替代捐献的人类角膜。这种新型人造角膜类似于软性隐形眼镜，由吸水膨胀的水凝胶构成。它具有角膜的种种性能，如对营养物质具有通透性等。2008年6月6日的《生物技术进展》（*Biotechnology Progress*）详细报道了此项研究。

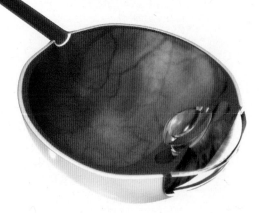

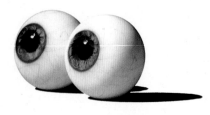

品尝光线

撰文：曼迪·肯德里克（Mandy Kendrick）
翻译：陈之宇

INTRODUCTION

一种非植入式装置可以依靠舌头表面的神经把光信号传输到大脑中去。虽然这种装置无法重建视力，但确实能为盲人获取空间方位提供信息帮助。

已故神经学家保罗·巴赫–利塔（Paul Bach-y-Rita）在20世纪60年代提出假说："人类并不是用眼睛看到事物，而是用大脑。"现在，一种非植入式装置利用了这种理念，致力于帮助视觉受损的患者重"见"大千世界。它的工作原理是，依靠患者舌头表面的神经把光信号传输到大脑里去。

这种装置是美国威斯康星州米德尔顿Wicab公司（由巴赫–利塔与他人合伙创立）的一群神经学家发明的，2003年进行了首次演示，最终将于近期推向市场。被命名为BrainPort的这套设备，试图取代原来负责将视觉信号从视网膜传输到大脑主视觉皮质的200万个视神经细胞的作用。一个微型数码摄像机被嵌置在太阳眼镜镜片中间的镜架上，负责收集可见光数据。用户戴上这副特制的眼镜后，可见光数据将绕过眼睛，传递到一台手持式主机上，它能完成控制镜头缩放、调整光学设置等功能，同时还配备了一块中央处理器，负责将数字信号转换成电子脉冲。

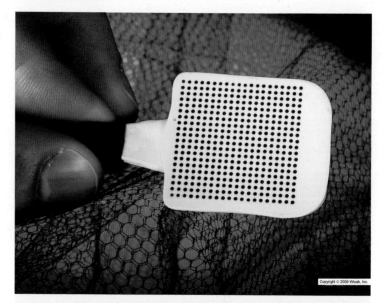

"棒棒糖"是一个矩形的电极阵列，根据摄像机获取的光信号强弱，用特定的模式来刺激舌面。

中央处理器处理后的信号，通过被昵称为"棒棒糖"的装置传送到舌面。"棒棒糖"是一块9平方厘米大小、矩阵式排列的电极组，将被直接贴合在舌面上。舌面似乎是感知电流的理想器官（唾液也是一种良导体）。此外，舌头上的神经纤维排列紧密，比其他触觉器官的神经纤维更接近表面。例如，手指皮肤表面的神经纤维就被一层由凋亡细胞构成的角质层（stratum corneum）所覆盖。

"棒棒糖"上的每枚电极都对应于一组像素。白色像素产生出一个强电子脉冲，黑色像素则不产生任何脉冲信号。舌面下的神经纤维接收到不断传来的电子信号，给使用者带来的感觉有点儿像是跳跳糖（Pop Rocks，一种放进嘴里会噼啪作响的碳酸糖果）或香槟酒泡泡。

非营利性视觉康复和研究组织"灯塔国际"的研究主管威廉·塞佩尔（William Seiple）介绍说，通常使用这套装置15分钟后，盲人就能学会如何理解BrainPort所获取的周围空间信息。如果摄像机在一条黑暗走廊的中间检测到一些发光物，电极阵位与像素的对应关系就会让电脉冲刺激出现在舌面中部。"这就像是学习一项技能，与学习骑自行车没什么两样。"Wicab公司的神经学家艾梅·阿诺尔杜森（Aimee Arnoldussen）说，"这个过程与婴儿学会怎么去'看'的过程相似。一开始，事情显得有点儿怪，但一段时间之后就会变得得心应手。"

塞佩尔手头有4位参与试验的患者，他们每周进行一次使用BrainPort的训练。他注意到，受试患者已经学会了如何快捷地找到门口和电梯按钮，怎样阅读字母和数字，还能

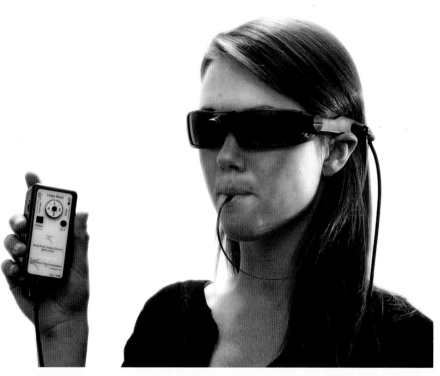

味觉变视觉：在一种名为BrainPort的设备中，嵌在太阳眼镜上的一台微型摄像机将数据传到手持式主机，在那里把光信号转换为舌头能够感受到的电信号。

在餐桌上方便地拣选杯子和刀叉，不用再像过去那样四处摸索了。"起初我没有预料到这个装置能做这么多事情。"塞佩尔说，"有位盲人第一次看见字母后激动地哭了。"正常人眼获取的光信号会传输到大脑的视觉皮层，而舌头获得的触觉数据则是在体感皮层（somatosensory cortex）接受处理的，那么BrainPort发出的电信号是被传输到视觉皮层还是体感皮层呢？研究人员目前还无法确切回答这个问题。

为了开发一种标准来监测这种人工视力的提高程度，美国匹兹堡大学医学中心的眼科中心验光医师埃米·诺（Amy Nau）将用视网膜和脑皮质层植入芯片之类的尖端仪器对BrainPort做进一步测试。她说："我们不能随随便便抛出一份视力检测表就算交差了事。我们必须退一步，从更基础的层面上来描述这些人正在获得的这种初步技能。"埃米之所以对BrainPort特别感兴趣，是因为这种装置不用植入人体，不会给使用者造成身体创伤。

埃米指出："很多后天致盲的人都极度渴望能够恢复视力。"根据美国国立卫生研究院的数据，美国40岁以上符合法定失明标准（指矫正视力不高于0.1，或者视野小于20度）的盲人至少有100万人。成人视力丧失造成的社会支出，仅在美国，每年就高达514亿美元。虽然感官替代技术无法重建视力，但确实能为盲人获取空间方位提供必要的信息帮助。Wicab公司总裁兼首席执行官罗伯特·贝克曼（Robert Beckman）透露，该公司已经按计划在2009年8月底向美国食品及药品管理局（FDA）提交了BrainPort的上市申请。他说，这种设备有望在近期获准上市，每台售价约1万美元。

话题四

干细胞治疗：浮华背后藏隐忧

干细胞是一类具有自我复制能力的多潜能细胞，在一定条件下，它可以分化成多种功能细胞，也会通过再生来修复自身受损系统。这种特性吸引了大批医学研究者和科学家们，他们称其为"万能细胞"，希望利用它彻底根治人类的各种顽症。

为什么听起来前途一片光明的干细胞疗法迟迟没有正式应用于医学呢？在研发过程中遇到的阻力有哪些？又有什么惊人的发现？本话题将为你揭开干细胞的神秘面纱，一窥浮华背后隐藏的危机。

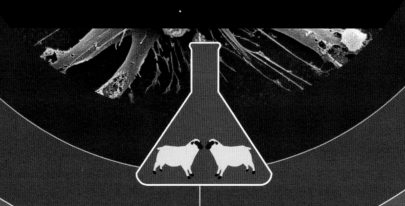

胚胎细胞移植迎来曙光

撰文：伍德伯里（M. A. Woodbury）
翻译：朱机

INTRODUCTION

20世纪80年代中期，胚胎细胞移植疗法开始得到认真的研究。然而，这项技术刚刚进入21世纪就惨遭失败，原因可能与移植组织纯度不够有关。目前，这一领域正在向移植纯干细胞的方向转变，而不再移植组织。

1932年，时任美国总统的罗斯福在一场面向毕业生的演讲中说："制订一套方法，然后去试验，这是常识。如果失败了，就坦然接受，然后再想其他办法。"罗斯福当年考虑的是如何让大萧条时期的美国经济复苏，而尝试以胚胎细胞移植的方式治疗脑部疾病的科学家也将他的这句格言铭记于心。新方法吸取了过去一次次失败的教训，而这次的结果看上去非常不错。

20世纪80年代中期，胚胎细胞疗法开始得到认真的研究，一些研究人员希望这种疗法能够治疗帕金森病（Parkinson's disease）。帕金森病患者难以控制自己的动作，部分原因在于他们的大脑缺少神经递质多巴胺（dopamine）。取自胚胎中脑的组织移植到患者大脑，有望转变成能够产生多巴胺的细胞。然而，这项研究刚刚进入21世纪就遭遇挫败，因为一部分接受移植的患者出现了失控性运动障碍（runaway dyskinesias），无法完成预期的动作。

不过，失败中也有收获：一些受试者，尤其是年纪较轻、症状也较轻的患者，在接受胚胎细胞移植后，恢复效果不错。英国剑桥大学的神经学家罗杰·巴克（Roger Barker）说："问题在于，我们如何来解释这些试验中出现的所有矛盾和问题，如何推动这一领域向前发展？"他正在整合分析过去的移植数据，期望设计出更好的临床试验方案。对于好坏参半的移植结果，"污染问题"可能是一种解释：移植组织中包含分泌5－羟色胺（serotonin）的神经元，可能会影响试验结果。

尽管胚胎细胞可能需要移植组织中邻近的其他细胞给予支持，但巴克承认，这一领域正在向移植纯干细胞的方向转变，而不再移植组织。美国食品及药品管理局（FDA）批准的首个胚胎神经干细胞试验于2009年通过

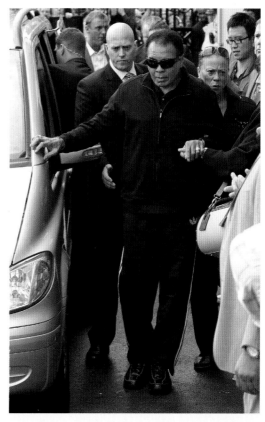

拳王阿里在1987年因为帕金森病曾考虑过接受胚胎组织治疗，照片拍摄于2009年8月。最新的研究让胚胎细胞疗法再次受到关注。

了安全性测试，这让包括巴克在内的研究人员信心大振。这项Ⅰ期临床试验的受试对象是贝敦氏病（Batten disease）患儿，这是一种致命的神经退行性疾病，患者由于基因突变而无法制造清除细胞垃圾所需的酶。

在这项临床试验中，10亿个胚胎神经干细胞被注射到6名儿童的脑室或白质纤维束中。没有一名儿童出现不良反应，对一名因病自然死亡的患儿的尸检结果也显示，移植细胞已经在大脑中顺利安身。

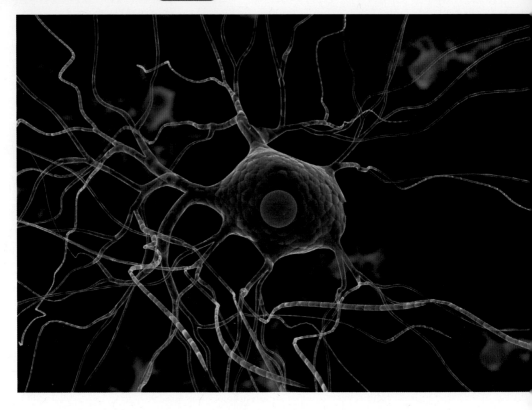

美国俄勒冈健康与科学大学的罗伯特·斯坦纳（Robert Steiner）是这次临床试验的首席科学家。在他看来，这一结果是该领域的一个重大突破。他特别指出："这次神经细胞移植采用的方法要精细得多，经过了真正的提纯，只移植了胚胎神经细胞，而不像过去的试验那样混合了好几种细胞。"

要获得高纯度，也就是说，保证绝大多数移植细胞都只是神经干细胞，就要十分仔细地分离细胞。为这项试验提供细胞的是美国加利福尼亚帕洛阿尔托的干细胞公司，他们采用了一种给胚胎神经干细胞标上荧光标签的技术。这让胚胎神经干细胞更容易观察，并且与其他细胞区分开来。该公司表示，利用这项技术，他们提供的细胞中至少有90%是神经干细胞，达到了FDA批准用于临床应用的临界基准。

这项安全性试验取得的成功，让FDA有信心为第二次试验放行。这次接受移植的是佩－梅病（Pelizaeus-Merzbacher disease，PMD）患儿，这种遗传疾病会让患者无法形成髓磷脂。这项试验将把神经干细胞注入4名佩－梅病患儿的大脑，并用磁共振成像技术追踪新髓磷脂的形成。在佩－梅病动物模型上进行的前期临床试验已经证实，移植的细胞能够分化成为产生髓磷脂的少突胶质细胞（oligodendrocyte），并成功生产出髓鞘，但它们能否恢复正常功能还有待证实。

发育更成熟的细胞或许可以恢复一部分功能。美国罗切斯特大学的史蒂文·戈德曼（Steven Goldman）分离出了已经分化为少突胶质细胞前体细胞的胚胎神经干细胞。把这些前体细胞注射给患有佩－梅病的小鼠后，患病老鼠的健康状况得到了改善，而且能够活到正常寿命。

科学家还在争论用哪种方法获得这些细胞最好。美国加利福尼亚门洛帕克市的杰龙公司（Geron）能够从人体胚胎干细胞中诱导产生合适的前体细胞，而不用在分化的不同时期分选原代细胞（primary cell）（杰龙公司于2009年获FDA批准，可以将这些细胞用于试验）。但什么样的方法最有效，最终只有临床试验说了算。英国爱丁堡大学的神经再生专家查尔斯·弗伦奇－康斯坦特（Charles ffrench-Constant）评论说："因为现在我们有了更好的方法来鉴定胚胎细胞中有再生潜力的细胞，我们就有可能进行更有效、更有针对性的研究。"显然，在支持者看来，胚胎细胞移植正冲破黑暗，迎来曙光。

原代细胞

指直接从活体组织分离出来用于培养的细胞。通常把第一代至第十代以内的培养细胞统称为原代细胞培养。

神经干细胞走向临床

撰文：蔡宙（Charles Q. Choi）
翻译：冯志华

INTRODUCTION

英国ReNeuron公司将经过改造的*c-myc*基因插入人类胎儿脑组织，培养出了用于治疗脑中风的干细胞。该疗法已经在小鼠中试验成功。ReNeuron公司已向美国食品及药品管理局提交了一份临床试验申请，如获批准，将为世界首例。

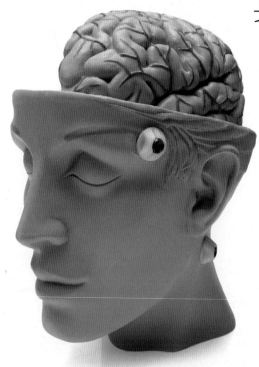

英国吉尔福德市的干细胞公司ReNeuron于2006年12月向美国食品及药品管理局（FDA）提交了一份临床试验申请。如果获得批准，世界上首次针对主要脑功能障碍和慢性脑中风的干细胞疗法临床试验，就有可能在2007年启动。这表明，干细胞疗法不仅在数量上增长迅速，人们用干细胞治愈疾病的雄心也越来越大。

罹患慢性脑中风的患者会长期忍受身体虚弱的痛苦。这种疾病令全世界2,500万人在痛苦中挣扎，而且由于人口老龄化问题日益严重，新发病例还在以每年7%的速

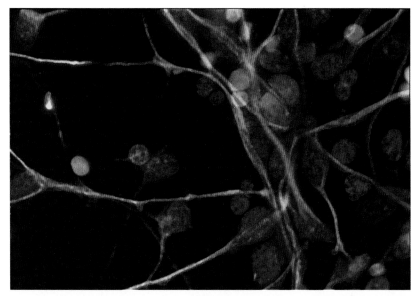

正在培养的神经干细胞（蓝色为细胞核）已经分化，并产生了名为β3-微管蛋白（红色）的黏性蛋白。利用这类细胞进行的治疗研究，正大步走向临床试验阶段。

度增长，已经成为发达国家中导致成人残疾的首要原因。美国加利福尼亚大学圣迭戈分校的神经生物学家尤斯廷·日温（Justin Zivin）表示："人们对于治疗慢性脑中风几乎无计可施，目前的方法都只能治标，而不能治本。"

干细胞具有再分化为身体各个器官的潜能。此前在动物身上进行的脑中风研究表明，注射入大脑或血管内的干细胞可迁移至受损部位，就如同接收到受损细胞的求援信号一样。ReNeuron公司的合伙创始人兼首席科学官约翰·辛登（John Sinden）解释说，发生这种迁移的原因在于，受损细胞启动了修复机制，这一机制与胚胎发育过程中触发的某些机制十分相似，而干细胞恰好在后者中扮演着关键角色。

对于干细胞，人们的主要顾虑在于，它们能否在实验室环境下稳定地分裂增长。ReNeuron公司利用基因工程技术，使干细胞携带了一种经过改造的*c-myc*基因。当其他防止染色体出现异常的基因处于激活状态时，*c-myc*基因就能促进细胞分裂，得到大量稳定的细胞系。科学家可以通过引入或去除一种人工合成的化合物，来打开或关闭*c-myc*基因。

ReNeuron公司从一个美国细胞库中得到了人类胎儿脑组织，并把改造过的*c-myc*基因插入这些组织，培养出了用于治疗脑损伤的细胞。他们对120株神经干细胞系进行了筛选，在实验室中检测了它们的稳定性和活性，在动物体内检测了它们引发的免疫排斥反应，挑出最稳定、最有活性、排斥反应最小的细胞系。他们最终选定了两株最具潜力的细胞系，分别是ReN001和ReN005。ReNeuron公司正利用前一株对付脑中风，后一株则用来治疗亨廷顿病，不过，目前尚处于研究阶段。

动物实验研究表明，ReN001可以显著改善脑中风小鼠的感觉和运动功能。辛登解释说，干细胞似乎并没有取代脑中风过程中损失的大量脑细胞，而很可能是释放出一些化学物质，激活了修复机制，进而导致血管和脑细胞重新形成。

I期临床试验的目的在于检测这种疗法的安全性，并对它的有效性进行初步评估。一旦获得批准，美国

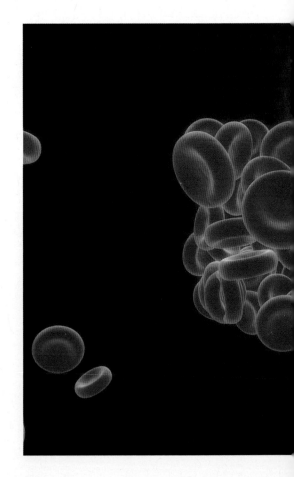

匹兹堡大学的研究人员就会在10名患有慢性缺血性脑中风的患者身上试验这种治疗方法。这种疾病是最常见的脑中风，由血凝块阻塞血管引起。在试验过程中，研究人员将通过患者颅骨上的一个小孔，把1,000万～2,000万个细胞直接注入大脑，并对患者的情况持续监测至少24个月。ReNeuron公司已经与英国苏格兰格拉斯哥市的BioReliance公司展开合作，以扩大细胞的生产规模。据辛登估计，公司目前已经拥有大约100万剂ReN001。

　　在以前针对慢性脑中风患者的一些干细胞疗法临床试验中，使用的细胞都来源于人类肿瘤和胎猪的大脑组织，而ReNeuron公司使用的则是人类胚胎干细胞。日温指出，这些细胞"与以前使用的细胞相比，更接近于健康人的神经元，因此，可能会更加有效"。美国哈佛大学医学院的肖恩·萨维茨（Sean Savitz）补充说："ReNeuron 公司构建这株细胞系的举动，既是雄心勃勃的表现，也是深思熟虑的结果。"不过，他也指出，*c-myc*基因不仅与干细胞及发育有关，还与癌症有关。

"这绝不是说，该基因会促进肿瘤生长"，不过，研究人员"应该继续努力说服科学界，让他们相信这些细胞不会像在肿瘤中那样，不受抑制地疯长"。

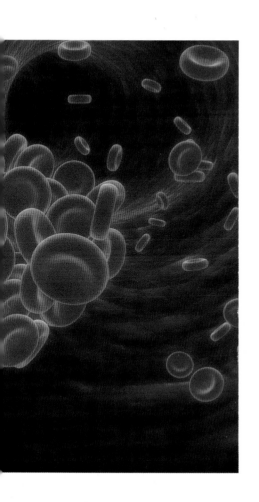

干细胞修复血管

◆ 撰文：明克尔（JR Minkel）
◇ 翻译：刘旸

INTRODUCTION

血液血管干细胞是人类胚胎干细胞的一种，可以在实验室的培养皿中发育成类似于造血干细胞和血管的组织。将这些细胞注入心脏受损的小鼠体内，结果发现，接受细胞注射的小鼠存活率几乎是对照组小鼠的两倍。

位于美国马萨诸塞州伍斯特市的先进细胞技术公司经过长达几年对培养基配方的改进，终于能够大量培养血液血管干细胞（hemangioblast）了。这种细胞是人类胚胎干细胞中的一种，可以在实验室的培养皿中发育成类似于造血干细胞和血管的组织。研究小组将这些细胞注入啮齿类动物体内，注射的位置则是因糖尿病或其他损伤导致血液流动受阻的部位。实验发现，血液血管干细胞在血管创伤处被激活，使得心脏受损的小鼠中，接受细胞注射的小鼠存活率几乎是对照组小鼠的两倍。2007年5月7日，这份报告被发表在《自然 – 方法学》（*Nature Methods*）网络版上。

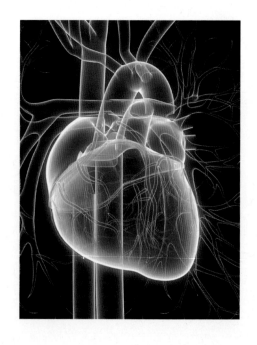

干细胞争议背后

撰文：詹宁·因泰兰迪（Jeneen Interlandi）
翻译：褚波

INTRODUCTION

由于提取胚胎干细胞会破坏胚胎，因此，涉及伦理和道德问题，相关研究遇到了不少反对声音。然而，人们对健康的渴求或许会改变干细胞研究难以得到资助的困境。

2010年秋天，胚胎干细胞研究能否获得经费支持再次出现变数。8月，美国一个联邦地方法院判定，任何可能破坏胚胎的研究项目都不能得到联邦基金的资助。但在9月，更高一级的法院考虑到美国司法部的恳求，又暂时恢复了对胚胎干细胞研究的资助。为什么会出现这种情况？从以下事实中你

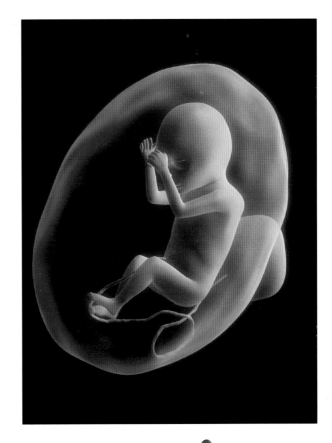

或许能找到答案。

用于提取干细胞系的胚胎来自何处？所有干细胞系都来自体外受精（in vitro fertilization, IVF）发育而成的废弃胚胎。目前，美国大约有40万个胚胎储藏在不孕不育诊所。

现在有多少个干细胞系？干细胞系是指由提取于单个胚胎的"母细胞"产生的、能持续分裂的一系列干细胞。美国哈佛大学干细胞研究所的科学家威廉·伦施（M. William Lensch）估计，全世界现有800个干细胞系。

这些干细胞系为什么不够用？理论上，一个干细胞系就足以为无数科学家无限期提供干细胞。不过，尽管胚胎干细胞具有分化为任意细胞的潜能，但它们最终能成为什么样的细胞，在很大程度上要靠运气。有些干细胞倾向于分化为肝细胞，有些更可能分化为血液细胞，还有些会朝着神经细胞、胰腺和心脏细胞的方向分化。有时，干细胞在分化上的差异是由胚胎的发育阶段、外源蛋白的污染等已知因素导致的，但更多的差异是

体外受精

指哺乳动物的精子和卵子在体外人工控制的环境中完成受精过程的技术。由于它与胚胎移植（embryo transfer）技术密不可分，所以合称为IVF-ET。这项技术成功于20世纪50年代，在最近20年发展迅速，现已成为一项重要而常规的动物繁殖技术，并且已经成功用于治疗不孕症，即所谓的"试管婴儿"技术。

由未知因素引起的。伦施说："对于某些研究项目，现存干细胞系就够用了，但对于其他一些项目，就根本不够用。"

为什么不从废弃胚胎中提取更多的干细胞系呢？尽管约有60%的不育症患者都愿意捐赠废弃胚胎用于研究，但资金投入的终止和监管政策的多变已经让这项工作陷入了泥潭。美国加利福尼亚大学旧金山分校的体外受精组织库负责人埃琳娜·盖茨（Elena Gates）说："所有事情现在都处于停顿状态。"

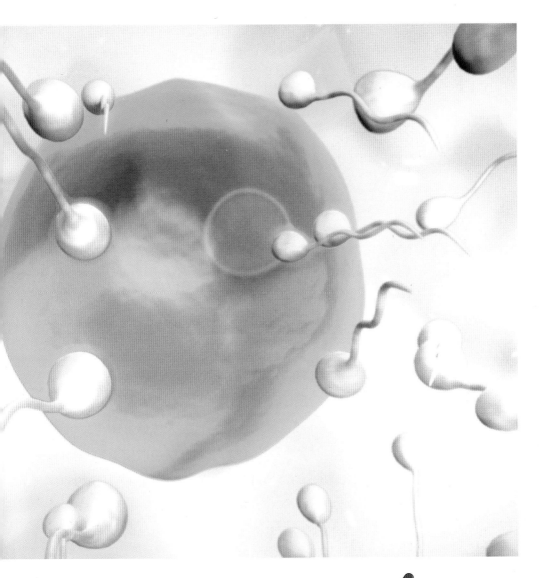

干细胞又遇 "造假"

撰文：蔡宙（Charles Q. Choi）
翻译：施劼

I NTRODUCTION

美国先进细胞技术公司宣称，他们找到了一种方式，这种方式与培育胚胎干细胞的常规技术不同，它既能生成人类胚胎干细胞，又不至于破坏胚胎。然而，将单个细胞从胚胎中取出真的不会杀死胚胎吗？这样做会得到准父母们的认可吗？

真有一种方法既能生成人体胚胎干细胞又不至于伤害胚胎吗？2006年8月，美国马萨诸塞州伍斯特市的一家生物技术公司——先进细胞技术公司（ACT）声称，它恰好研发出了这样一种方法。该公司称，这种方法是一项新的突破，它与培育胚胎干细胞的常规技术不同，不会破坏人体胚胎，因而可以避开伦理道德方面的争议。大多数科研人员认为，这种方法极具吸引力，因为它有可能培养出一些新的、甚至更好的干细胞株，但也有一些人对此不以为然，认为它会带来一些新的问题，让人进退两难。

科研人员之所以研究人体胚胎干细胞，是因为这种细胞能够转变为其他各种人体细胞，为人体器官的再生带来极大的希望。按照惯例，胚胎干细胞往往取自于体外受精试验所产生的胚胎：科研人员从已经分裂出50～100个细胞的胚胎上取出内细胞团（inner cell mass），再进一步培育出人体胚胎干细胞。目前，美国的妇产科诊所至少存放有

40万个未使用的冷冻胚胎，并且每年都有上千个胚胎被丢弃。

ACT公司负责研发的副总裁罗伯特·兰扎（Robert Lanza）及其同事，对16个未使用过的人体胚胎进行了实验研究，它们均处于8～10个细胞的早期发育阶段。医生们会定期从处于该发育阶段的体外受精胚胎上提取单个细胞，以便在胚胎植入子宫之前进行遗传学诊断（PGD诊断），检查这些被称为卵裂球（blastomere）的细胞是否患病。胚胎能够弥补单个细胞的损失，并且正常生长发育。采用这种方法10多年以来，已孕育出1,500多个看起来健康、活泼的正常小孩。

从一种类似于PGD的技术入手，ACT公司的科研人员使用显微吸管，从手中6个发育级别最高的胚胎上，提取出35个卵裂球，每次提取一或两个。后来，他们培育出了两种稳定的人体胚胎干细胞谱系，这一成果发表在2006年8月23日的《自然》杂志网络版上。

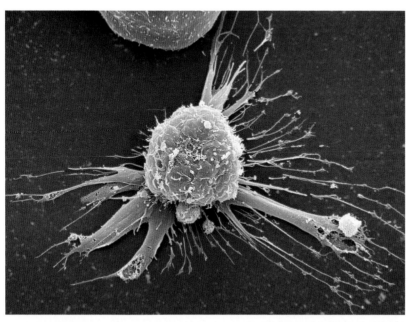

再起争议：一项新的研究工作又给人体胚胎干细胞带来了新的麻烦。这幅彩色扫描电子显微照片展示了一个放大了约4,200倍的人体胚胎干细胞。

与传统方法培育的人体胚胎干细胞相比，这些细胞株看起来似乎具有相同的功能，能够进行长达数月的连续复制，并发育成其他的细胞类型。

ACT公司最终破坏了这些胚胎——为了充分利用他们手中仅有的几个胚胎，兰扎的科研小组采用了杀鸡取卵的办法，从每个胚胎上取出了多个细胞（最多的一次取走了7个细胞）。但是标准的PGD诊断技术并不会杀死胚胎，因此，ACT公司的科研人员声称，从理论上来说，他们的方法不用杀死胚胎就能得到干细胞株。

科研人员认为，用ACT公司的方法培育而成的干细胞在科学上极具诱惑力，因为它们取自于发育阶段较早的胚胎。美国加利福尼亚大学旧金山分校的发育神经生物学家阿诺德·克里格斯坦（Arnold Kriegstein）指出，处于50～100个细胞阶段的胚胎干细胞株不能再一分为二发育成一对双胞胎，而ACT公司使用的那些8～10个细胞阶段的胚胎却能做到这一点。克里格斯坦说，这一点暗示，更为年轻的干细胞"较之目前使用的干细胞株，在转化为某些种类的组织器官方面，可能具有更大的潜力。不过，只有通过进一步的实验，才能确证这种说法"。

然而，即使科研人员能够让这种方法付诸实践，争论也依然不会平息。单个人体卵裂球是否能发育成人，目前尚不确定。如果它们能够发育成人，那么这种技术又会重新使干细胞研究陷入最初的伦理争论之中。2006年9月，在美国参议院的一次听证会上，美国国立卫生研究院（NIH）干细胞特别工作组负责人詹姆斯·巴蒂（James Battey）说："以羊和兔子为例，单个细胞能够发育成鲜活的动物；然而，同样的情况对于小鼠来说却不会出现。"

此外，ACT公司的研究已经破坏了16个胚胎。因此，美国总统生命伦理咨询委员会的报告指出，这种方法是否能使美国联邦政府资助的人体胚胎干细胞株的数目有所增加，目前还不清楚，因为美国法律禁止向通过破坏胚胎而得到干细胞株的研究项目提供资金。兰扎说，为了继续该项研究工作，ACT公司可能会向美国联邦政府申请资助。该公司已宣布，它将与威斯康星州麦迪逊市的WiCell研究所（主管美国国家干细胞银行）合作，把这些干细胞株分发给美国的科研人员，以供研究，只要美国联邦政府能为使用该公司新干细胞株的研究提供资金。

即使ACT公司解决了技术和伦理道德问题，也许还会面临一个最终的障碍——来自医生和准父母的抵制和反对。据《自然》杂志上的这篇文章介绍，提取出来的细胞不是在隔离状态下生长的，而是在相互靠近的环境中培育的，这有助于它们在各自释放的化学信号的刺激下顺利成长（与其他细胞相互隔离的单个卵裂球不太可能产生一个细胞株）。

兰扎说，ACT公司已有某种证据可以表明，置于来源胚胎附近

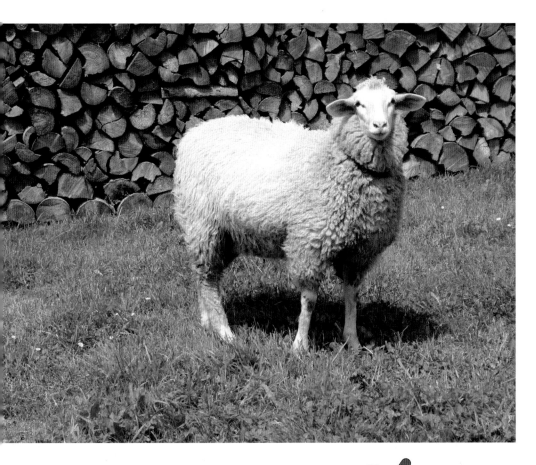

的单个卵裂球能正常生长，而且不会危及胚胎的安全。不过，瑞典卡罗琳斯卡医学院的体外受精妇科专家欧蒂·霍瓦塔（Outi Hovatta）指出，对于医生和他们的患者来说，这样的保证是否足够充分，目前还不清楚。不过，即使ACT公司最终把一切都准备就绪并且有能力和愿意做出保证，人们也许依然不会拿自己未来的孩子去冒这个风险。

过分吹嘘 自食恶果

在宣布ACT公司的干细胞培育新方法时，《自然》杂志新闻办公室报告说，单个细胞从胚胎中被取出，而且这些胚胎仍保持原封不动，这些错误在许多后续新闻报道中一再出现，导致《自然》杂志两次发表更正声明，并引起了新闻媒体的愤怒和不满。这种愤怒促使美国参议院在2006年9月召开了一次听证会，一些支持干细胞研究的参议员在会上对ACT公司予以痛斥。艾奥瓦州参议员汤姆·哈金（Tom Harkin）在听证会上说，即使这种方法"确实有效，但要培育出相当数量的新细胞株，仍将花上好几年的时间。我们不应错误地将所有希望都寄托到一种未被证实的新方法上"。

为卵子付费

撰文：凯瑟琳·哈蒙（Katherine Harmon）

翻译：冯志华

INTRODUCTION

　　干细胞研究主要仰仗体外受精过程中剩余的卵子，尽管这种卵子来源在质与量上都有所欠缺，但想从女性那里购买卵子一直是伦理学上的禁忌。2009年6月，美国纽约州决定为此举亮起绿灯，这项决定立即引起了轩然大波。

从女性那里购买卵子用于干细胞研究，多年来一直是生物伦理学上的一大禁忌。不过，在2009年6月，美国纽约州议会决定为此举亮起绿灯，使纽约州成为美国第一个允许为此用途支付公款的州。这项决定允许最高支付1万美元，其结果很可能会促进卵子的捐赠行为，从而促进干细胞研究。然而，许多生物伦理学家担忧，金钱刺激可能导致一些剥削女性的现象，可能还有损她们的健康。

　　卵子捐赠一直无法摆脱伦理问题的困扰，因为这一过程并非毫无风险。捐赠者需要注射一系列激素刺激性针剂，还要经历

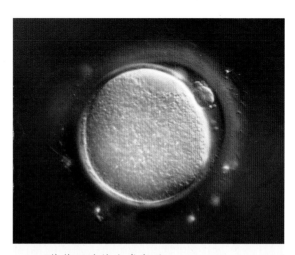

待价而沽的人类卵子。

一个侵入性过程取出卵子。关于这一行为对健康的长期影响及并发症风险，目前了解得并不充分。美国约翰·霍普金斯大学的儿科医生、该校伯曼生物伦理研究所成员德布拉·马修斯（Debra Mathews）认为，提供卵子用于研究的女性"大概在为未知的益处承担未知的风险"。这种未知性促使美国科学院于2005年提出了一些非约束性的指导意见，禁止为卵子付费（但允许为相关伤害进行直接补偿），以保护那些特别贫困的女性。

许多研究团队都遵循这一指导意见，试图招募愿意免费捐赠卵子的女性。但这些完全依赖于利他主义的尝试纷纷宣告失败。作为替代，科学家主要仰仗人工辅助生殖（IVF，又称体外受精）过程中剩余的卵子。然而，这种二手供应而来的卵子数量较少，质量上也存在一些问题。很多在IVF过程中被弃用的卵子从一开始质量就低于平均水准。储存和运输过程也存在问题——就像马修斯解释的那样："我们现在还不太擅长冷冻和复融卵子。"

一方面，缺乏合格的卵子；另一方面，纽约州议会又划拨了6亿美元用于进一步的干细胞研究。这些因素促使纽约州干细胞委员会允许为捐赠卵子的女性支付报酬。该委员会对公共基金资助的干细胞研究工作担有管理之责，并负责审查相关研究是否获得了许可。

这项决定的支持者指出，为类似服务支付报酬并非史无前例。马修斯说："在一些研究中，参与者没有任何益处，却一直承担着风险。我们同样为他们支付了报酬，我们相信人们会做出有利于他们自己的决定。"其他生物伦理学家，包括美国凯斯西储大学医学院的玄仁洙（Insoo Hyun，音译），也对这一观点表示认同。2006年，玄仁洙在发表于《自然》杂志上的一篇评论中明确主张，就像参

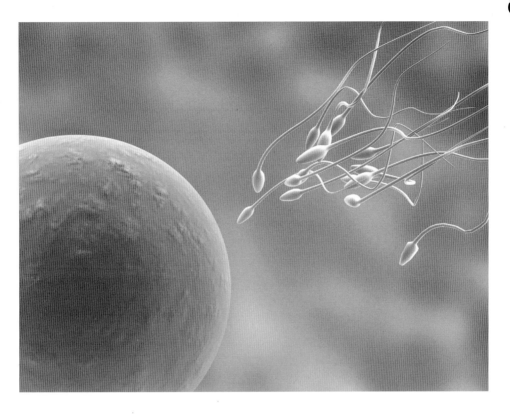

与其他研究的自愿者一样，捐赠卵子用于干细胞研究的女性理应得到报酬。美国达特茅斯学院伦理研究所主任罗纳德·格林（Ronald Green）甚至还指出，不应区别看待研究性捐赠与生育性捐赠，"从某种意义上而言，不育症是一种疾病，所以女性被允许捐赠卵子来帮助其他女性战胜这一疾病"，捐赠卵子同样可以帮助研究者找到治疗其他疾病的方法——两者其实并无区别。

干细胞研究的美国困境

撰文：朱莉娅·加利夫（Julia Galef）

翻译：赵瑾

I INTRODUCTION

人类的胚胎干细胞一般是由受精卵培育而成的。不过，研究人员现在已经能够利用化学刺激，诱导卵细胞在未受精的状况下发育成人类干细胞了。然而，孤雌生殖被美国法律认定为胚胎，相关研究仍然无法得到美国政府的资助。

2011年8月，美国干细胞科学家终于松了一口气，因为一位联邦法官的最终裁决是，支持奥巴马政府扩展干细胞研究的决定。这名法官宣布，对现有干细胞系进行的研究，并没有触犯美国政府资助的实验室不能销毁胚胎的相关禁令。但是，尽管干细胞研究得到了法律上的许可，很多美国研究人员仍然感到很沮丧，因为目前一项新的干细胞培育技术还是无法得到政府的资助。

人类的胚胎干细胞一般是由受精卵培育而成的。不过，2007年，总部位于美国马里兰州的国际干细胞公司宣布，他们首次利用未受精卵成功培育出了人类干细胞系。他们采用了一种名为"孤雌生殖"（parthenogenesis）的技术，利用化学刺激，诱导卵细胞在未受精的状况下开始发育。虽然这种卵细胞早期的分裂行为与胚胎干细胞类似，但它并不具有来自父方的遗传物质，因此，无法发育成可存活的胚胎。

就像胚胎干细胞一样，单性生殖干细胞也可以用于培育各种不同的人体细胞或组织，以供人体病灶部位的移植。国际干细胞公司的科学家已将这种干细胞成功转化成肝脏细胞，还计划培育用于治疗帕金森病的神经细胞、治疗糖尿病的胰腺细胞等其他组织细胞。与此同时，总部位于美国马萨诸塞州的贝德福德干细胞研究基金会则在想办法提高孤雌生殖体（parthenote）转化为干细胞的效率。

　　美国加利福尼亚再生医学研究所所长艾伦·特伦森（Alan Trounson）表示，未受精卵是否能够在人体中产生稳定的组织，还有待确证。他指出："这个实验结果必须得到其他实验室的重复验证才具有可信度。"但这绝非易事。实际上，重复验证这项研究的早期实验结果会遇到很大阻力，因为美国国立卫生研究院

孤雌生殖

　　也称单性生殖，是动物或植物的卵子不经过受精发育成后代的生殖方式。孤雌生殖现象普遍存在于一些较原始的物种身上，甚至在锤头鲨这种软骨鱼类身上也曾出现过。与无性生殖不同，孤雌生殖是由生殖细胞而非体细胞完成的繁殖现象；而且，其产生的个体多为单倍体，或者是进行重组之后的二倍体，而无性生殖产生的是和母体遗传物质完全相同的个体。所以，孤雌生殖通常归类于有性生殖，而不是无性生殖。

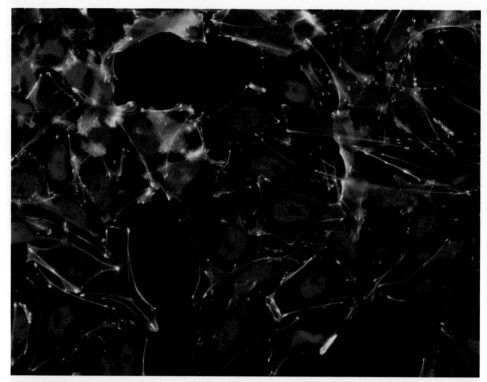

单性生殖干细胞。

和联邦法律所制定的研究准则认定，孤雌生殖体为胚胎。这样一来，所有由美国政府资助的实验室就不能利用孤雌生殖体培育新的单性生殖干细胞系，而在美国，几乎所有的干细胞实验室都是由政府资助的。除非出现不太可能出现的转机，否则，这个研究领域在美国的发展将完全依赖于少数几家私人研究机构。

胚胎干细胞过时了？

撰文：明克尔（JR Minkel）
翻译：贾明月

INTRODUCTION

2007年，一个研究团队宣称，他们已经能够将人类成体细胞转变为胚胎干细胞（转化产物被称为诱导多能干细胞）了。这是一项震惊世界的科研成果，因为这意味着无须使用人类卵细胞就能得到胚胎干细胞了。

1996年，英国爱丁堡大学的生物学家伊恩·威尔穆特（Ian Wilmut）培育出世界上第一只克隆羊多利，他因此被称为"克隆羊之父"。然而，2007年11月，他突然宣布退出"克隆游戏"。威尔穆特的这次退出显得有些无奈——他和同事都未能将人类成体细胞转变为珍贵的胚胎干细胞。出人意料的是，在他宣布放弃克隆几天之后，一项震惊世界的科研成果就公开发表了：一个研究团队

克隆羊

克隆是英文"clone"或"cloning"的音译，广义上指利用生物技术由无性生殖产生与原个体有完全相同基因组的后代的过程，或者由这个过程形成的一群基因结构相同的细胞或个体。1996年7月5日，第一个被成功克隆的哺乳动物——绵羊多利诞生，标志着生物技术新时代的来临。

直接将人类皮肤细胞转化成与胚胎干细胞类似的细胞。但威尔穆特仍然告诉记者，克隆技术已经过时。

原则上，如果上述转化产物——诱导多能干细胞（induced pluripotent stem cells, iPS细胞）具有良好的分化潜能，而且没有明显缺点，那么它们将迅速成为干细胞来源，可用于建立疾病模型、检测药物疗效、设计治疗方案（如诱导这类细胞分化为与病人免疫

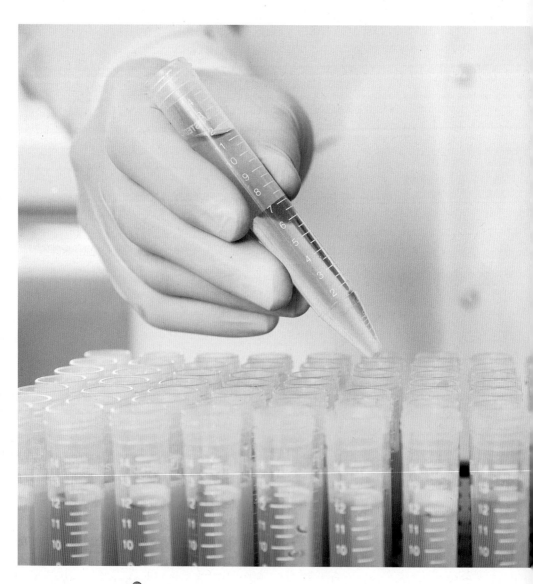

系统相匹配的细胞）。美国加利福尼亚大学旧金山分校再生医学研究所的负责人、生物学家阿诺德·克里格斯坦（Arnold Kriegstein）说："现在，一切都变得易于掌控了。无须使用人类卵细胞就能得到胚胎干细胞，这让我看到了非常诱人的研究前景。"

多利羊的诞生证明，细胞的再程序化（回到干细胞状态）是可能的，问题在于如何实现。2005年，《科学》杂志上的一篇文章报道，与胚胎干细胞融合后，人类成体细胞将回到胚胎状态。这一现象暗示，在该过程中发挥关键作用的可能是某些基因产物。一年后，日本京都大学干细胞生物学家山中伸弥（Shinya Yamanaka）领导的研究小组发表文章指出，利用反转录病毒，将4种强力调节基因（*Oct4*、*Sox2*、*c-myc*和*Klf4*）插入细胞的DNA，就能让小鼠皮肤中的成纤维细胞（fibroblast）再程序化。这4个基因编码的蛋白叫作转录因子，它们能一次激活多个其他基因。转化后的细胞通过了"多能性"试验：被注入小鼠胚胎后，它们还可以继续发育为胚胎的3个基本组织层。

2007年，美国麻省理工学院怀特黑德研究所的鲁道

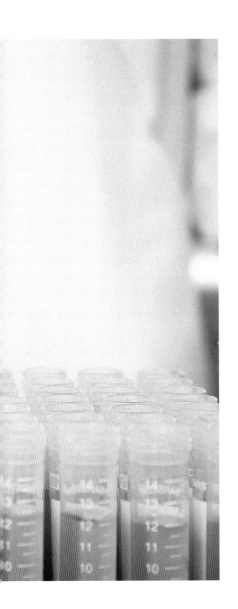

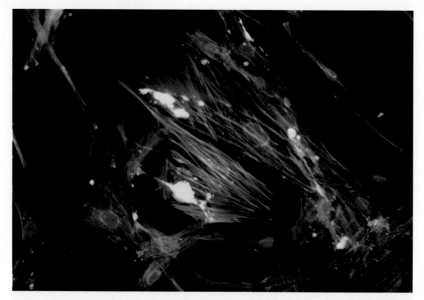

转化成体细胞：人类皮肤成纤维细胞可以转化为类似干细胞的多能细胞。这张图显示了成纤维细胞的细胞核（蓝色）、胞浆（红色）和肌动蛋白纤维（绿色）。

夫·耶尼施（Rudolf Jaenisch）和哈佛大学干细胞研究所的康拉德·霍赫德林格（Konrad Hochedlinger）发表了更加翔实的试验数据，证明了山中伸弥的正确性。几个月后，山中伸弥与美国威斯康星大学麦迪逊分校的詹姆斯·汤姆森（James Thomson，曾在1998年首次从人类胚胎中提取出干细胞）分别在《科学》上发表文章，宣布将成体细胞的转化技术应用到人类成纤维细胞上。汤姆森说："我原以为需要20年才能解决这个问题，现在看来，研究进展比预期快。"

值得注意的是，汤姆森和同事在转化细胞的过程中，并未使用c-myc基因，因为它会引发癌症，但是他们的试验对象只是新生儿和胎儿的细胞，而不是成年人的细胞。后来，山中伸弥及其合作者在《自然－生物技术》（Nature Biotechnology）上发表文章，声称他们也在未使用c-myc基因的情况下，成功转化了成年人类和小鼠

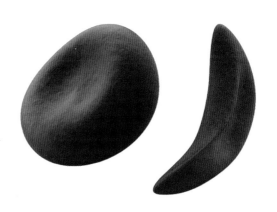

的成纤维细胞。在山中伸弥的研究中，26只由iPS细胞培育出的小鼠经过100天的实验后，没有一只死于癌症，而携带*c-myc*基因的37只小鼠有6只死于癌症。

为了改进这项技术，科学家需要替换基因载体——反转录病毒。因为反转录病毒会把自己携带的DNA随机插入基因组，这样可能会干扰关键基因的功能。iPS研究最迫切的目标是，寻找一种小分子，用于代替需要用病毒转运的基因。

不管多能干细胞来源于何处，用它们治疗疾病都还是一个陌生的领域。不过，科学家已经开始了这方面的尝试。2007年12月初，怀特黑德研究所的科学家将iPS细胞（已去除*c-myc*基因）注入患有镰状细胞贫血症的小鼠体内后，它们的血液部分恢复正常。这也是成体细胞再程序化的一个证据。

汤姆森等研究干细胞技术的科学家强调，胚胎干细胞依然是无可替代的研究工具，也是用于证明iPS细胞没有应用局限性的关键"人物"。汤姆森指出，再程序化细胞"可能在临床应用上和胚胎干细胞有所不同，不再需要胚胎干细胞也许会成为事实，但现在说这个还为时过早"。

给细胞来点儿维生素

撰文：卡里纳·斯托尔斯（Carina Storrs）

翻译：蒋青

INTRODUCTION

虽然人类已经能够实现从成体细胞向干细胞的转变，但转变率一般只能达到0.01%。中国科学家发现，一种普通药品就能将转化率提升100倍，这种药品就是维生素C。1%看似不起眼，但它已经足以带动干细胞领域的发展。

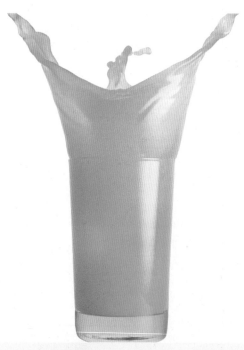

果汁里的活化剂：维生素C的抗氧化性不仅对健康有益，还能提升诱导多能干细胞的转变率。

2007年，一项将人类成体细胞转变为干细胞的技术新发现让人兴奋不已。但此后不久，在将这项技术实用化的过程中，人们却屡遭挫败。在制造诱导多能干细胞时，科学家一般只能使样品中0.01%的人体成纤维细胞发生转变。

中国科学院广州生物医药与健康研究院裴端卿领导的一个课题组发现，一种普通药品就能将转变有效率提升100倍——这种药品就是维生素C。

研究人员一般利用病毒将基因或蛋白质导入成体细胞，触发它们向诱导多能干细胞转变。一旦拥有了多能性，这些细胞就具备了变成身体中任何一种细胞的潜能，为修复损坏的器官和治疗疾病带来了希望。但是，科学家仍需找到更理想的诱导多能干细胞制作方法。裴端卿说："提升细胞的转变率和实用

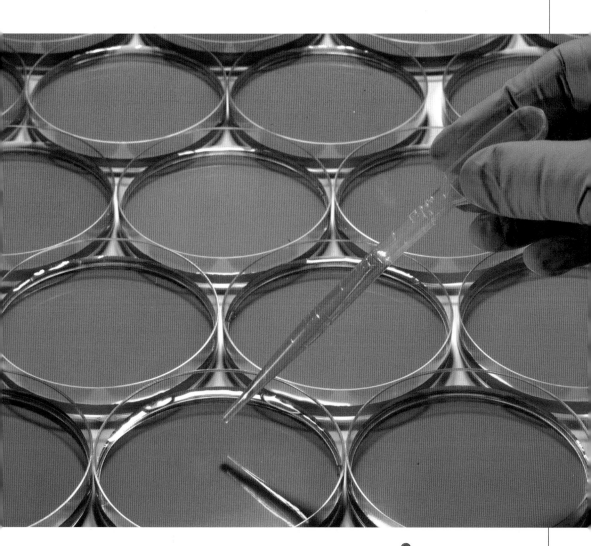

性，从而让更多的科学界同仁参与这些细胞的研究，这需要全世界的共同努力。"

裴端卿和他的课题组意识到，诱导细胞多能化的那些因素可以让细胞产生名为活性氧的自由基。这一点成了他们开始这项研究的出发点。"高浓度的活性氧对成纤维细胞来说是一件很糟糕的事情。"裴端卿说，因为它会加速细胞死亡。为了对抗活性氧，他的课题组尝试在细胞的生长介质中添加各种抗氧化剂。该课题组通过老鼠细胞实验发现，有维生素C的培养皿中成活的鼠细胞比没有维生素C的培养皿中多30%，说明这种抗氧化剂可以抵御细胞衰老。

更令人称奇的是，维生素C不仅可以提高细胞的存活率，还能促进它们的多能化转变。14天后，当细胞完成转变开始具有完整多能性时，添加了维生素C的老鼠细胞中有10%～20%表达了与多能性有关的基因；没有添加维生素C的老鼠细胞中，这一比例仅为0.1%～0.2%。这个课题组在人类成纤维细胞的重编程（reprogramming）过程中也发现了相似的效应，在这个实验中，维生素C将转变率从0.01%提升到1%。

这些科学家将这一发现发表在2009年12月24日的《细胞－干细胞》（Cell Stem Cell）杂志上。他们还测试了其他抗氧化剂，但没有一种能像维生素C那样显著促进多能化进程。这让裴端卿相信，维生素C中除了抗氧化性以外，必定还有其他未知的机制在起作用。而且，尽管仍待更深入的分析，但加点儿维生素C似乎不会让细胞发生负面变化。

"总的来说，我认为这项进展令人印象深刻。"美国哈佛大学医学院分子神经生物学实验室主任金光洙（Kwang-Soo Kim，音译）评价道。虽然1%的比例看似不起眼，但它已经足以带动该领域的跨越式发展。"我们没必要把转变率提高到50%。"金光洙说，"只要每次都能产生足够数量的诱导多能干细胞系就行了。"

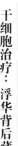

表皮细胞抑制帕金森病

撰文：尼基尔·斯瓦米纳坦（Nikhil Swaminathan）
翻译：刘旸

INTRODUCTION

研究人员利用诱导多能干细胞首次逆转了大鼠的帕金森病症状。然而，此项治疗在应用于人体之前，仍有一些问题需要解决。例如，在诱导多能干细胞的过程中使用的反转录酶有可能引发癌症。

成体小鼠的表皮细胞经过基因重组后，可以起到胚胎干细胞的作用。这些细胞被称为诱导多能干细胞，能够抑制大鼠的帕金森病症状。科学家给健康大鼠注射了对多巴胺神经细胞具有破坏作用的毒素，使它们产生类似于帕金森病的运动症状。接着，这些啮齿类小动物接受了转化细胞治疗。在4个星期内，多数大鼠的平衡及协调能力得到改善，甚至其中一只大鼠体内的多巴胺活性升高了。

然而，在此项治疗被应用于人体之前，许多问题仍有待解决。其中之一是，科学家还需要在啮齿类动物身上准确模拟出复杂的帕金森病症状。另外，被用来转化上皮细胞的反转录病毒有

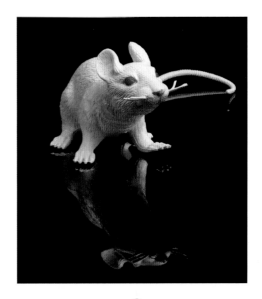

可能引发癌症。尽管如此，此项研究仍标志着人工修饰细胞首次整合进脑组织，并成功逆转了神经变性损伤。《美国国家科学院院刊》网络版在2008年4月17日发表了这项新发现。

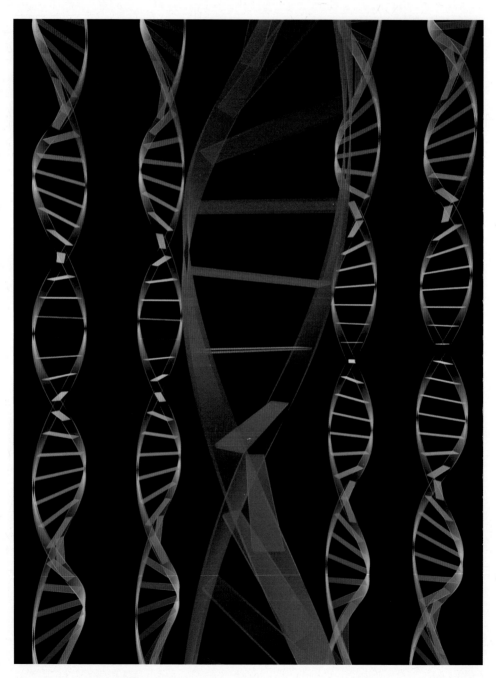

话题五

五花八门的医疗新技术

当你熬过漫长的排队，终于做完检查，却被告知取结果还要等上几天时，你会像很多人一样，抱怨医院的工作效率低下，但这其实应该归咎于现有检测技术不给力——既花时间，成本又高。科学家们新发明的手机检测癌症技术大大提高了检测速率，让等待不再漫长。

本话题还将介绍一些不可思议的医疗新技术：利用磁珠把病原体排出体外、依靠计算机读取人的思想、让细菌当医生为人治病……

好事多磨的医用硅胶

撰文：梅琳达·温纳·莫耶（Melinda Wenner Moyer）

翻译：冯志华

I NTRODUCTION

早在40年前，足科医生巴尔金就发现了一种治疗糖尿病足的方法，但这种被临床试验所证实的疗法一直得不到美国食品及药品管理局的批准，因为可注射液态硅胶存在"严重的安全隐患"。如今已82岁高龄的巴尔金仍在等待。

在美国，2,000万患者正饱受着糖尿病的折磨，其中100万人可能会死于糖尿病足（diabetic foot）。这种病轻则在足部出现溃疡，重则会有截肢之虞，随之而来的并发症几乎宣判了患者的死刑。据统计，糖尿病足的死亡率比结肠癌还高——患者被确诊5年后，只有50%仍然存活。比这些统计数字更令人吃惊的是，内科医生在40年前就知道了预防糖尿病足的安全治疗措施，但美国食品及药品管理局（FDA）至今仍未批准这一疗法。

糖尿病造成的神经损伤是产生足部溃疡的原因。运动神经元受损导致足部变形，产生一些在行走时极易受损的压迫点（pressure point），而感觉神经元的损伤又让患者丝毫察觉不到异样。"患者已经丧失了痛觉。"美国芝加哥罗莎琳德·富兰克林大学的外科医生、足科医学专家戴维·阿姆斯特朗（David Armstrong）这样解释说。因为没有任何不适的感觉，所以患者会继续以同样的方式行走。在那些失去痛觉的区域，骨骼和皮肤之间的保护性脂肪垫逐渐磨损殆尽。最终皮肤被磨损，进而形成溃疡。阿姆斯特朗形象地描述说："他们的脚底形成了一个空洞，就像你我穿了一只漏底的鞋子一样。"如果置之不理，溃疡部位就会受到感染，出现坏疽等症状，甚至不得不截肢以保性命，假如一开始没有发生脓毒症（sepsis）等全身性感染的话。

　　缓解足部失去保护部位所受的压力是预防溃疡的最佳方法。不久前才从美国洛杉矶南加利福尼亚大学医学中心退休的足科医学专家索尔·巴尔金（Sol Balkin）说，历史上就有医生建议患者穿一种特殊的鞋子或鞋垫，但很少有人遵从这种建议，因为他们根本就感觉不到疼痛。1963年，巴尔金听了一个关于注射硅胶丰胸的医学演讲，一下子点燃了他心中的灵感火花：假如将少量硅胶注射到跖球

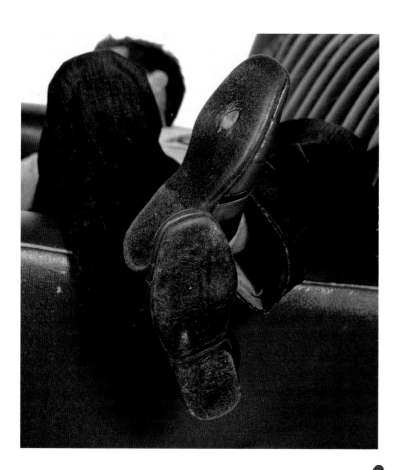

（ball of foot，连接大脚趾与脚掌之间的圆球形骨关节）中，取代磨损的脂肪垫，重新分配足部的压力，是不是就能创造出一种体内矫形装置呢？

巴尔金在一些自愿患者身上试验了他的想法，结果令人鼓舞。他解释说："硅胶确实起到了软组织替代品的作用。"他开始给更多患者注射硅胶，并对他们的病情进行为期数年的跟踪随访，还收集了患者过世后的尸检数据。与此同时，英国也在着手进行一项独立临床试验。所有经过同行评议的研究都表明，尽管一些患者有时需要增加液态硅胶的注射剂量，但这种疗法的确可以安全、有效地预防溃疡。

不过，这种疗法至今仍未推向市场，按照巴尔金的说法，这应全部归咎于政治原因。1998年，硅胶制造商道康宁公司（该公司曾赞助了巴尔金的其中一项研究）陷入了一场涉及数十亿美元的集体

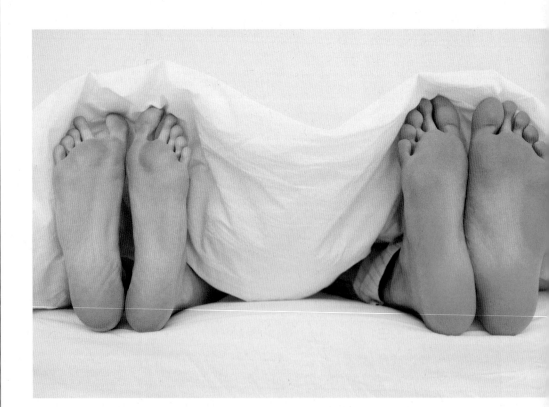

诉讼之中，因为有人声称给胸部注射硅胶会导致免疫病变和癌症。该诉讼迫使道康宁公司彻底退出了医用硅胶注射市场。目前，世界上最大的长期植入性硅胶供应商NuSil公司的首席执行官迪克·康普顿（Dick Compton）表示，硅胶已经成了毒药的代名词，尽管有证据显示这种材料完全无害，但恶名仍然挥之不去。他坚持认为："有关硅胶安全性的证据已经足够充分了。"

1999年，美国医学研究院（一家旨在为健康问题提供循证医学建议的研究机构）基本斩断了硅胶与免疫病变及癌症的所有关联，但FDA对此却反应迟钝，直到2006年11月，才最终撤销了对整容性硅胶胸部注射的禁令。FDA 发言人约瑟芬·特罗佩亚（Josephine Tropea）表示：FDA认为，可注射液态硅胶仍存在"严重的安全隐患"。目前，只有一种用于治疗视网膜脱落的可注射液态硅胶产品获得了FDA的批准［巴尔金就是用这种产品，以"标示外（off-label）使用"的方式，为他的患者进行治疗的］。

尽管屡屡受挫，但巴尔金从未放弃。他一直在寻找公司与自己合作，并希望FDA能够批准他的疗法。有4家公司表现出兴趣，但后来又担心出现产品责任问题而纷纷食言。巴尔金说："这些公司坦言，他们不愿重蹈道康宁公司的覆辙。"他还表示，由于治疗使用的仅仅是液态硅胶，因此，如果不能被授予专利，一切都无从谈起。

山重水复疑无路，柳暗花明又一村。巴尔金已经开始与美国田纳西州的一家公司携手努力，期待这种疗法能在几个月后获得欧洲市场的准入资格。随后，公司还计划向FDA提出申请。不过，巴尔金表示，FDA也许还会判定证据不足，必须进行额外的研究，这些研究需要花费数百万美元，耗时数年方能完成。

但此时此刻，巴尔金的心情很好，因为科学终将战胜政治。刚刚过完82岁生日的巴尔金说道："经历了种种是非，现在有望在有生之年看到梦想成真，至少可以说，我是一个快乐的家伙。"

治疗败血症的磁珠

撰文：凯特·威尔考克斯（Kate Wilcox）
翻译：冯志华

I NTRODUCTION

美国科学家构思出一种方法，可利用微米大小的磁珠将病原体从败血症患者的血液中过滤出来。磁珠外表包裹着一种抗体，它们能与导致败血症的细菌或真菌结合。随后，再利用磁场将结合了病原体的磁珠从血液中分离出来。

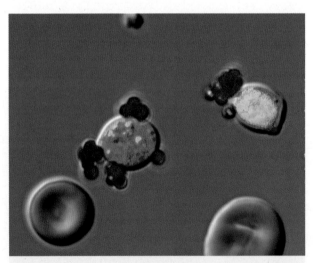

粘住不放：微小的磁珠（红色）外表包裹着抗体，它们能与真菌（绿色）结合在一起。图中，中间凹陷的圆形细胞是血液中的红细胞。

利用磁场将致病因子排出到血流之外，听起来似乎是科幻小说中的情节。不过，科学家可能已经找到了能将这一幻想变成现实的方法，至少可用于治疗一种有致命危险、能导致多个器官功能衰竭的血液感染——脓毒症（败血症的一种）。

美国哈佛大学医学院的生物学家唐纳

德·英戈布（Donald Ingber）、他的博士后研究员杨永昌（Chong Wing Yung）以及其他同事一起设计出一种方法，利用微米大小的磁珠将病原体从败血症患者的血液中过滤出来。在他们的模型系统中，磁珠外表包裹着一种抗体，它们能与导致败血症的细菌或真菌结合。这些磁珠与患者的血液混合到一起后，便可与病原体相结合。在磁场作用下，结合了病原体的磁珠将离开血液，进入血液附近流动着的盐溶液，然后被溶液冲走。医生会把经过过滤的血液再回输到患者体内。在试验中，研究人员检测了10～20毫升患者血液，发现这种方法能去除其中80%的病原体。

成功过滤的关键在于，磁珠的大小大概是红细胞直径的1/8。这样的尺寸才足够小，能确保盐溶液平稳流动；如果发生湍流，则最终会导致盐溶液与血液混合到一起，使病原体与血液的分离变得更加困难。

在2009年5月7日的《芯片实验室》（Lab on a Chip）杂志上，英戈布介绍了他设想的一个更先进的分离系统，可以帮助重症监护室的医生解决一个难题——在治疗开始前，必须确定导致败血症的到底是细菌还是真菌。因为对付真菌的药物往往有毒副作用，所以医生通常需要先确定病原体的类型，然后采取相应的治疗措施。然而，诊断所需的时间太长，会把病情本已迅速恶化的患者置于更加危险的境地。英戈布希望能将几种不同的黏性蛋白一起放置在磁珠表面，这样即便来不及诊断，也可以同时将一系列病原体排出血液。

英戈布还认为，没有必要将所有病原体都去除。他说："我们要努力实现的，是确立一个临界点。"也就是说，把人体内的病原体数量降低到一定程度，以使抗菌药物更有效地发挥作用。

"这个理论非常精妙和新颖。"美国尤尼斯·肯尼迪·施赖弗儿童健康与人类发育研究所的新生儿科学专家唐斯·拉尤（Tonse Raju）评论道，"他们极富创新精神，我要向他们脱帽致敬。"不过，他认为，该理论存在一个重要问题——目前尚无证据表明，减少病原体数量有助于提升药物疗效。此外，败血症患者表现出的很多症状，都由机体自身的炎症反应导致，而非病原体。拉尤还指出，一些细菌或真菌会隐藏在脓疱中，或躲在血液供应量较低的区域（如腹膜腔），从而逃避血液过滤。

尽管如此，英戈布仍然决定继续向前。他打算在兔子身上进行初步实验，因为败血症发病率极高的人类早产儿，其大小与兔子相差无几。英戈布承认，前进路上困难重重，但他希望通过进一步的研究，让利用磁珠消灭疾病的想法不仅仅停留在科幻小说之中。

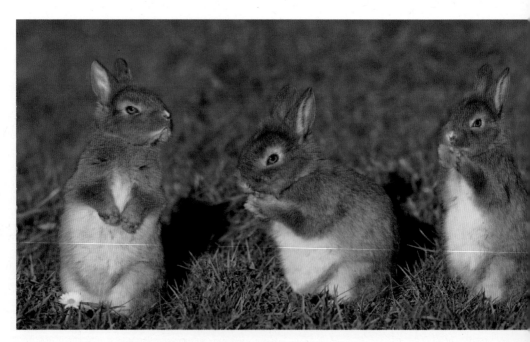

穿越血脑屏障

◇ 撰文：詹宁·因泰兰迪（Jeneen Interlandi）
◇ 翻译：朱机

I NTRODUCTION

血脑屏障保护大脑免受各式各样有害化学物质的侵袭，但也把大多数药物挡在了外面。如今科学家们利用超声波和微泡技术初步解决了药物无法穿过血脑屏障的问题。

血脑屏障（blood-brain barrier）向来是神经药物的克星，紧密排布在大脑毛细血管上的细胞层就像步兵团一样阻挡着物质的进出。当然，这道防护线能够保护大脑免遭各式各样有害化学物质的侵袭，但它同样把大多数药物挡在了外面。科学家已经花费了数十年时间，千方百计要攻破这一屏障，为阿尔茨海默病、帕金森病或癌症药物打通道路。如今，研究人员称，他们终于有好主意了。

这种新方法用到的东西叫微泡，这是一种预制的小泡，由硬脂细胞包裹着单一成分的气体构成。美国哈佛大学、麻省理工学院、哥伦比亚大学及其他研究机构的科学家，都在发展各种方法，把这些小泡泡注射进血流，用超声波引导它们抵达血脑屏障。接下

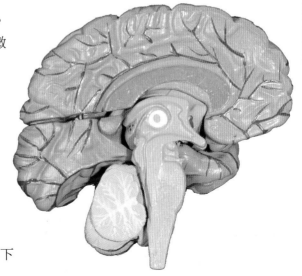

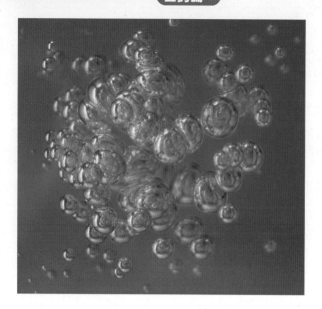

来，在被超声波束锁定的特定位置，这些泡泡会撬开屏障。一旦屏障被攻破，科学家就会把涂了药物并带有磁性的纳米颗粒注入患者体内，利用磁共振成像波束引导颗粒精确到达最需要它们的部位。截至目前，在啮齿动物上的研究已经显示，利用超声波和微泡，抗癌药和阿尔茨海默病药物到达大脑的量已经提高了20%之多。

微泡是旨在解决血脑屏障问题的一系列课题中最新、也最有前途的一项方案。其他方案还包括用导管穿入大脑毛细血管，以及设计一种套装药物，其中的组分可以"蒙骗"大脑同意药物穿过。美国波士顿布里格姆妇女医院的放射科医生、研究人员内森·麦克丹诺尔（Nathan McDannold）说："与我们提出过的其他方案相比，微泡的创伤最小，也最划算。"

不过，科学家还必须搞定一些缺陷才行。主要问题在于，怎样控制超声波的强度，使它既能在人体内发挥作用，又不至于损伤组织。"它还没准备好应用于人体。"麦克丹诺尔说，"不过，我们会做到的，很快。"

读取你的想法

撰文：费里斯·贾布尔（Ferris Jabr）
翻译：顾卓雅

INTRODUCTION

　　瘫痪者可以用思维在屏幕上打出单词吗？答案是肯定的。电脑程序不能读取自愿者的思想，但可以识别不同的大脑活动。只要给不同的大脑活动确定对应的字母，就能实现对思维的读取，据称准确率可以达到82%。

研究人员正致力于帮助瘫痪者仅仅用思想就能实现与别人进行交流。许多新技术可依靠计算机分析患者的大脑活动，并把它们转换成文字或其他符号。

　　在一项发表于2012年6月《当代生物学》（*Current Biology*）杂志网络版的研究中，荷兰马斯特里赫特大学的贝蒂娜·索格（Bettina Sorger）及其同事让6个健康成人通过用思维选择计算机屏幕上的字母来回答问题。

　　自愿者躺在用于测量脑部血流变化的功能性磁共振成像仪里，面前的屏幕上显示了一个包含26个字母和一个空格的列表。列表分三行，分别对应三个思维任务：一是运动想象任务，如追踪脑海中的鲜花；二是心算任务；三是自愿者默念诗歌或祈祷。不同的字母区会在不同时刻被突出显示在屏幕上。为了选择特定

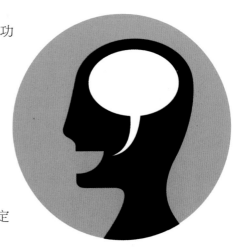

的字母，自愿者要执行与它所在行对应的心理任务，并保持此状态，直到那个字母被选中。计算机程序不能读取自愿者的思想，但可以识别不同的大脑活动，准确率可以达到82%。

尽管索格的研究仅仅证明了一种理念，但对于日益发展的此类技术，这个新程序仍然是一个很有前途的补充。德国蒂宾根大学的尼尔斯·比尔鲍默（Niels Birbaumer）发明了一个"思维翻译机"，可以使瘫痪者通过放置在头皮上的电极网络，即脑电图，来拼写单词和选择象形图像。美国布朗大学的约翰·多诺霍（John Donoghue）及其同事曾让一个瘫痪者通过意念移动光标来打开电子邮件和玩乒乓球。

研究人员还发明了大脑 – 计算机接口，瘫痪者可以用思维在屏幕上每分钟打出一或两个单词。此类设备还有可以将思想转化成音节的话音合成器。而索格的机器的优点在于，它可以用于头骨受到严重损伤的患者。

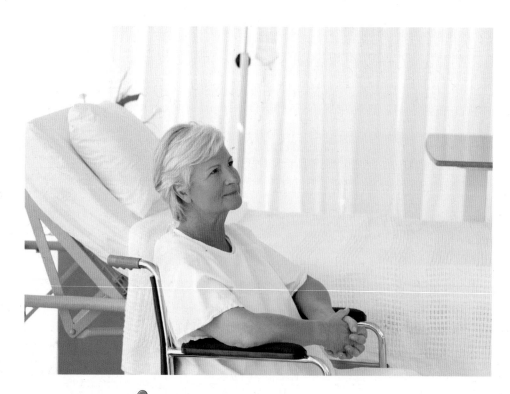

性爱芯片

◆ 撰文：加里·斯蒂克斯（Gary Stix）
◆ 翻译：朱机

INTRODUCTION

科学家们正在研发一种电子"性爱芯片"，它可以被植入大脑，用于唤醒人体的性欲望。这种芯片能协助性冷淡患者重拾欢愉，但对于爱情有多大帮助就值得商榷了。

长期以来，神经科学的一个基本目标就是要推断脑系统如何产生基本欲求，如饥饿、口渴和性欲。1956年，著名生理学家詹姆斯·奥尔兹（James Olds）在《科学美国人》上发表了一篇文章——《脑部的愉悦中枢》，描述一只饿了一天的大鼠如何受美味食物诱惑而爬下平台。在奔向大餐的路上，它接收到一次令它愉悦的电刺激。于是，这只大鼠再也没有在进餐时间露面，而是选择沉溺于兴奋的刺激当中。带着那个时代的乐观主义精神，奥尔兹得出结论：刺激实验将促进对神经功能的理解，到时候"吃一片药就能改变饥饿系统的忍受阈值，吃另一片药就能够改变性欲的强弱……"

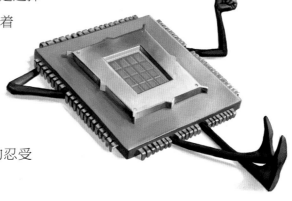

性爱芯片：芯片产生的信号传到电极，迅速击中准确靶点，或许可以刺激脑中的愉悦中枢。

50年过去了，奥尔兹的预言还没有完全实现。人们需要更好的药物来抑制食欲或激发性欲。不过，奥尔兹提到的"更直接地刺激中枢神经系统"的设想，其吸引力倒是有增无减。

1973年，伍迪·艾伦（Woody Allen）导演的喜剧片《傻瓜大闹科学城》（*Sleeper*）里，出现了一种性高潮诱导机器Orgasmatron。这类东西目前还没有被制造出来。不过，一位勇敢的临床医生抢先注册了Orgasmatron商标，还进行了一项小规模的美国食品及药品管理局评估初步试验，测试是否能通过在脊髓中施加电流来治愈性欲障碍。

美国北卡罗来纳州医生斯图尔特·梅洛伊（Stuart Meloy）专门研究给患者脊髓植入电极，以减轻患者疼痛的方法。他在给一位女患者放置电极时，位置略微偏离了下脊柱的正确位置，结果居然引起这位患者的惊叫："你可得教我丈夫学会这一招。"

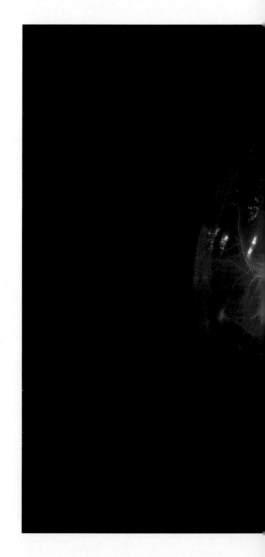

梅洛伊在2006年报告说，11名从未体验过性高潮或无法再达到性高潮的妇女，在暂时植入电极后，有10位体验到了性兴奋，其中4位找回了体验性高潮的能力。梅洛伊正在寻找医疗制造公司，以便使每个永久性植入电极的成本降到12,000美元，大

致相当于一次隆胸手术的花费。

　　神经电极最终可能会上移到脊髓，这里通常被认为是躯体的初级快感区。深部脑刺激，也就是将电极置于头骨之下的某几个关键靶点，现今已用于治疗多种疾病，包括帕金森病、张力失常（dystonia，由于肌肉无法随意收缩而导致的部分躯体不受控制的扭曲）等。自发的性刺激是这种疗法偶然出现的一种副作用。

　　英国牛津大学的神经外科医生蒂普·阿齐兹（Tipu Aziz）认为，更好地认识大脑的愉悦中枢，再加上外科手术和电极脉冲控制

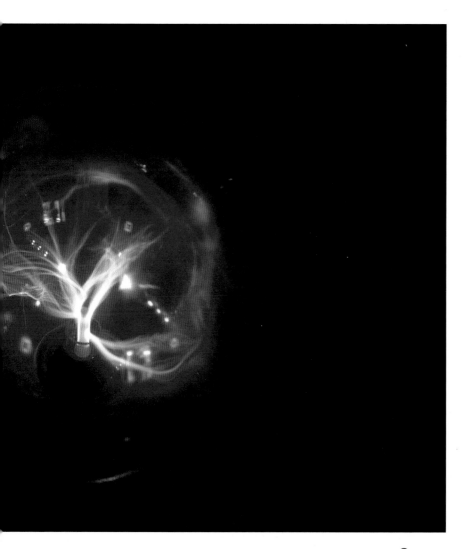

方面的改进，制造出置入大脑的性爱芯片并非绝无可能。阿齐兹强调："缺乏性快感会使人生非常不完整，如果能在这方面枯木回春，就能极大地提高生活质量。"

另一些神经生物学家则没那么肯定。英国牛津大学的研究人员莫滕·克林格尔巴克（Morten L. Kringelbach）与阿齐兹合作过几次，还是《愉悦中枢》（*The Pleasure Center*，牛津大学出版社，2008年出版）一书的作者。他告诫说，愉悦感可能由两种刺激组成：一种对应于"需求"；另一种则反映"喜好"。性爱芯片要成功地用于治疗，面对的挑战将是如何打开同时激活这两种刺激的神经环路。在2008年发表于《精神药理学杂志》（*Journal of Psychopharmacology*）上的一篇论文中，克林格尔巴克和心理学家肯特·贝里奇（Kent Berridge）阐述了两种刺激的差别。

他们引用了20世纪60年代一个臭名昭著的案例：精神科医生罗伯特·希思（Robert Heath）为了尝试"治疗"同性恋倾向，在一名代号B-19的同性恋男子脑中放置了"快感电极"。结果这名男子总是情不自禁地按下按钮打开电极来诱发性欲，不过，他是否真的享受这种感觉并不清楚：这种刺激本身并不能产生性高潮，B-19在按下按钮时也从未表现出真正的满足感。对于如今深部脑刺激的类似滥用，克林格尔巴克警告说："重要的是，我们不应该被这种技术冲昏头脑，不应该重蹈精神外科学（psychosurgery）时代的覆辙。"这里他指的是，20世纪中期，为了治疗精神失常而曾经风行一时的脑白质切除术。

最后要说的是，性爱芯片或许会成为电影制作人的灵感源泉，但要为你的爱情增添乐趣，接通电源或许永远不会是真正行之有效的方法。

细菌医生

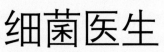

撰文：费里斯·贾布尔（Ferris Jabr）
翻译：朱机

INTRODUCTION

近几年，研究人员给微生物安上了有用的纳米颗粒和DNA片段，将它们注入到人体组织后，人体内的纳米颗粒可以由红外线加热，从而摧毁病变组织。尽管这项研究尚处在起步阶段，但一些工程师和微生物学家已经看到了其中的潜力。

微型机器人在我们的血管中一边游弋，一边打击入侵生物，这样的情节似乎还没有从科幻跨越到科学。不过，推动这一想法成为现实的方法也许已经有了。

科学家倒不是设计出了足够微小、不会擦碰血管壁的小机器人，他们正在实验的方法是，让数千种细菌进入我们的体内。近几年，研究人员给微生物安上了有用的纳米颗粒和DNA片段。尽管这项研究尚处在起步阶段，但一些工程师和微生物学家已经看到了其中的潜力。2012年3月，在美国圣迭戈举行的美国化学学会年会及展会上，约翰·霍普金斯大学的生物分子工程师戴维·格拉西亚斯（David Gracias）展示了他和同事的研究，他们在非致病的大肠杆菌上，装配了由镀金的镍锡合金制成的珠形、杆形和新月形微型颗粒。

进入体内的纳米颗粒可以由红外线加热，

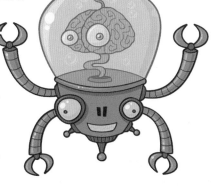

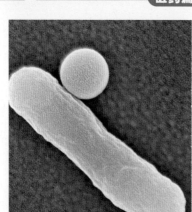

一个携带着颗粒的大肠杆菌。

从而摧毁病变组织。格拉西亚斯的最终梦想是，让细菌输送在药液中浸泡过、吸附了药物的纳米颗粒；给细菌装配上微型工具，让它们对单个细胞实施手术。

其他科学家所做的类似研究证实，经过改造的细菌能将药物直接送入患病细胞或癌细胞之中。目前，在美国斯坦福大学工作的德米尔·阿金（Demir Akin）曾和同事合作过一项研究，他们在萤火虫的荧光素酶基因（萤火虫发光的内在原因）上插入一种可导致食物中毒的细菌——单核细胞增多性李斯特菌（Listeria monocytogenes）。阿金把改造过的细菌注入小鼠体内，三天后，他用特制的摄像机观察到，不但这些细菌进了小鼠的细胞，而且细胞核里也表达了荧光素酶基因。按阿金的设计，这些像微型机器人一样的细菌会把DNA注入哺乳动物的细胞，而且在实验室培养的人类癌细胞中，这些细菌也能执行类似任务。

李斯特菌的优势在于，它们进化出了进入动物细胞的能力，可惜它对人体有害。相反，很多大肠杆菌对人体无害，但不能够进入人体细胞。美国威斯康星大学麦迪逊分校的道格拉斯·威贝尔（Douglas Weibel）指出，最关键的一步就是要有一种细菌，它对人体无害，而且运动能力强，能闯进哺乳动物的细胞。在一项研究中，威贝尔把纳米尺寸的聚苯乙烯颗粒安装在单细胞绿藻上，然后操控这种"微型装置"的运动（因为藻类有趋光性）。正是这个早期实验启发了其后的研究工作。

威贝尔对眼下的研究非常着迷。他说："细菌进化出了令人惊叹的运动性。它们能感受到环境中的变化，并在很短的时间内适应新环境。不仅如此，这种适应还是可遗传的。就算我们没法让它们在人体内做运送工作，它们在实验室中运输纳米颗粒也是很有用的。谁知道我们再过50年会取得什么样的进展？"

手机检测癌症

◇ 撰文：梅琳达·温纳·莫耶（Melinda Wenner Moyer）
◆ 翻译：王冬

I NTRODUCTION

　　科学家们正在开发用智能手机诊断癌症的方法。这种方法只需一部手机和一台饭盒大小的核磁共振仪。由于医生不需要携带笔记本电脑或者台式电脑，这会使出诊化验更加方便。

对很多人来说，智能手机已经不仅仅是一个打电话、发短信的工具，通过安装不同的应用程序，它可以用来上网、发邮件和听音乐。现在，许多科学家正在努力让智能手机的应用更进一步，他们正在开发用智能手机诊断癌症和感染性疾病、追踪治疗进程以及检测水质的方法。由于智能手机应用广泛，把它和最前沿的科技结合起来，相信可以造福经济落后地区的人民。

　　传统癌症诊断方法耗时长、费用高，这阻碍了它的应用。最近发表于《科学－转化医学》杂志的一项研究有望改变这种现状。来自哈佛大学医学院的拉尔夫·韦斯莱德（Ralph Weissleder）和同事开发了一种新的癌症检测手段，只需一部手机和一台饭盒大小的仪器。研究人员用针头取得疑似患有转移癌的患者腹部的一小块组织，然后将组织样本与可以和已知的4个癌症相关蛋白结合的抗体混合。前面提到的饭盒大小的仪器是核磁共振仪，可以通过检测抗体的强度来计算与之结合的癌症相关蛋白水平。此后数据

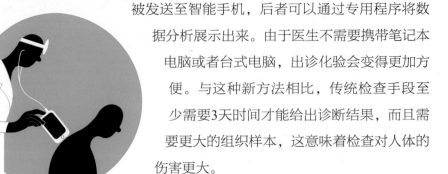

被发送至智能手机，后者可以通过专用程序将数据分析展示出来。由于医生不需要携带笔记本电脑或者台式电脑，出诊化验会变得更加方便。与这种新方法相比，传统检查手段至少需要3天时间才能给出诊断结果，而且需要更大的组织样本，这意味着检查对人体的伤害更大。

此项研究的参与者之一、哈佛大学系统生物学家李学虎（Hakho Lee）表示，通过使用不同抗体，医生可以用这种仪器诊断所有类型的癌症。它们还可以用于追踪治疗进程，李学虎说："如果癌细胞的数量减少了，或者某个特定疾病标志物的表达水平降低了，就意味着当前采用的治疗方法起了效果。"他预计这种仪器将在5年内转化为产品。

另外一些科研人员则在开发将手机摄像头用作医学诊断显微镜的方法。美国加利福尼亚大学洛杉矶分校的电子工程师埃多甘·奥兹坎（Aydogan Ozcan）及其同事开发了一种长4.5厘米的手机配件。这个配件可以靠发光二极管照射生物样本，通过光线散射产生每个细胞的全息图像（hologram）。手机摄像头可以将它拍下，经过手机软件压缩后发送到诊所供医生评价。这个装置的分辨率可达1毫米，通过对血样拍照，医生可诊断镰状细胞贫血病、疟疾或者进行血细胞计数。这个精巧的设备可以为那些与疟疾等传染性疾病抗争的人带来极大便利。

话题六

药物研发又添破冰之刃

为什么新药研发越来越难？如何解决服用安眠药容易成瘾的问题？为什么人体胃肠道的微生物群会让同样的药物产生不同的疗效？有没有可能在细菌中培养"特洛伊木马"，然后让它们混入菌群，摧毁整个致病菌群体？

当然，用药的最高境界是不吃药也能治病，就像打仗的最高境界是"不战而屈人之兵"。欢迎走进本话题，看看科学家们如何在药物研发的冰山中破冰前行！

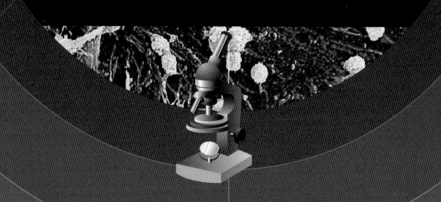

破解制药难题

撰文：弗朗西·迭普（Francie Diep）
翻译：贾明月

I NTRODUCTION

　　为什么新药研发越来越难？美国青年科学家布伦特·斯托克维尔认为，这是因为可用作药物作用目标的蛋白质（药物靶标）已经用完。不过，在未来10～15年内，新方法将会找到新的药物靶标，一些新药会因此诞生。

制药行业正在经历一场危机。在过去的10～15年，由于新药研发越来越难，新药的数量一直在下降。

　　许多人都曾推测其中的原因。我认为，比较合理的解释是，可用作药物作用目标的蛋白质（药物靶标）已经用完，剩下的靶标都不具有药理意义（不会与药物发生反应）。

　　不具有药理意义的蛋白质靶标通常没有较大的空腔，表面相对较平，没

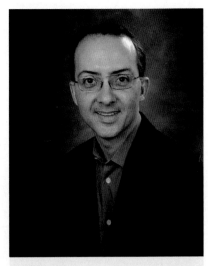

人物
　　姓名：布伦特·斯托克维尔（Brent Stockwell）
　　职务：哥伦比亚大学副教授，霍华德·休斯医学研究所青年科学家
　　所在地：美国纽约

药物靶标

指存在于组织细胞内，与药物相互作用，并赋予药物效应的特定分子，绝大多数为蛋白质。更通俗地讲，就是使用某种药物作用在生物大分子上，通过影响该生物大分子来治疗疾病。这个生物大分子就是药物靶标。事先确定靶向特定疾病的靶标分子是现代新药研发的基础。

有明显的位点可与小分子（候选药物）结合，以发生相互作用。一般认为，15%的蛋白质具有药理意义。那么，与疾病相关的蛋白质又占多少比例？可能是10%~15%。一个蛋白质是否具有药理意义，和它是否与疾病相关并无联系。实际上，引发疾病的大部分蛋白质都不具有药理意义。

我写《探索疗法》（*The Quest for the Cure*）这本书的原因就是，这是一个很多人都不了解的重要问题——连科学界都如此，更别说普通公众了。如果能让最聪明的科学家都来思考这个问题，我相信，我们即便不能把所有，也能把大多数疾病相关蛋白都变成药物靶标。

我们实验室的目标就是鉴别出癌症和神经退行性疾病中控制细胞死亡机制的蛋白质，然后找到能抑制或激活这些蛋白质的小分子。

研究还处于早期阶段，但我们已经在尝试用药物去影响一类名为E3连接酶的蛋白，这类蛋白几乎与每种疾病和细胞过程都有关。由于没有一种小分子能阻断该蛋白的活性，因此，科学家一度认为，这类蛋白是不具有药理学意义的。我们的策略是，在电脑上模拟小分子与E3连接酶的作用方式，并预测哪些小分子更易与E3连接酶发生相互作用。然后，我们根据模拟结果，挑选了2,000个效果最好的分子来进行实验。

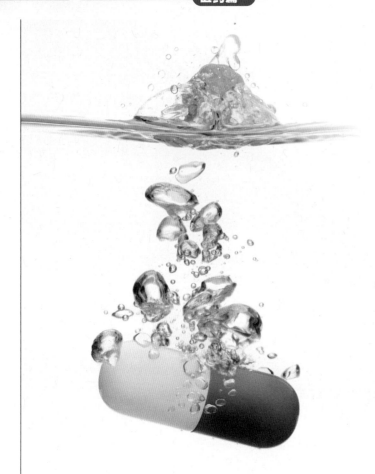

  结果，我们找到了一个极为有效的候选抑制剂，几个月后，我们会公布这一发现。目前，我们在使用这种策略研究其他蛋白质。我认为，在接下来的5～7年内，可用药物靶标不足这个事实会越来越明显。但在10～15年内，新方法将会找到新的药物靶标，一些新药会因此诞生。不过，这需要花费一些时间。

胆固醇与心脏病

撰文：西娅·辛格（Thea Singer）
翻译：薛嵩

Ⅰ NTRODUCTION

高密度脂蛋白被人们冠以"好胆固醇"的美名。殊不知这种脂蛋白表面结合了载脂蛋白C-Ⅲ后，患心脏病的概率会提高近两倍。如果上述研究结果被证实，则将能够促进一种以高密度脂蛋白为靶标的新药的开发。

我们常说，高密度脂蛋白（HDL）的含量要高，低密度脂蛋白（LDL）的含量要低，这样才是健康的标准，但是高密度脂蛋白或许并没有我们所说的那么好。一项研究发现，特定的高密度脂蛋白亚组分的确扮演着反面角色，它会提高患冠心病的风险。

载脂蛋白C-Ⅲ（apo C-Ⅲ）是一种由促炎蛋白小分子结合在高密度脂蛋白表面上形成的蛋白小分子，它是真正的"罪魁祸首"。2012年4月《美国心脏病协会杂志》（*Journal of the American Heart Association*）的一篇论文指出，这种蛋白小分子几乎使健康男女患心脏病的概率增加一倍。论文的第一作者、哈佛大学公共卫生学院的心血管疾病预防教授弗兰克·萨克斯（Frank Sacks）还发现，那些表面没有载脂蛋白C-Ⅲ

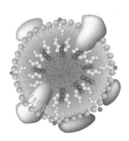

HDL

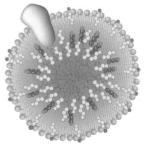

LDL

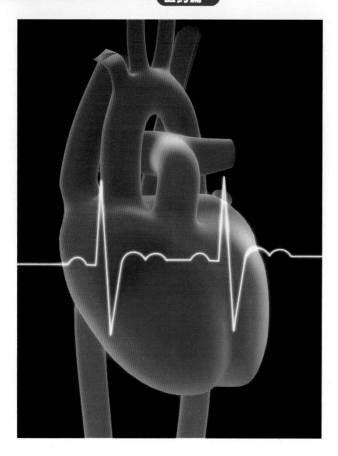

的高密度脂蛋白出人意料地具有保护心脏的作用。另外，一些研究结果还显示，如果"坏胆固醇"低密度脂蛋白的表面结合了载脂蛋白C-III，则将对人体健康产生极大的危害，它会导致血小板在动脉壁上积聚，堵塞血管，减缓血液流动的速度。

萨克斯指出，这是迄今为止首次对高密度脂蛋白进行大规模研究，参与试验的自愿者均符合健康标准，该研究的目的正是为了验证高密度脂蛋白是否与低密度脂蛋白一样有此效应。

科学家们检测了"护士健康研究"（Nurses' Health Study）中572位女性的血液样本，以及"健康专业人士后续研究"（Health Professionals Follow-up Study）中699位男性的血液样本，上述两个课题是当前研究影响男女健康的各种因素方面规模最大的长期项目。经过10~14年的跟踪研究，他们记录了634例冠心病病例，这些患者的年龄、吸烟情况和抽血检查的日期都与对照组相符。排除那些与生活习惯有关的因素之后，研究人员发现，高密度脂蛋白表面结合载脂蛋白C-III导致患病概率提高近两倍。体内载脂蛋白C-III与高密度脂蛋白结合水平最高的20%人群，与最低的那20%人群相比，患心脏病的概率高出60%。

萨克斯指出，他的研究团队通过哈佛大学专利技术测量两种类型高密度脂蛋白亚组分，能够提供更准确的测试结果以判断导致心脏病的因素，并评估其治疗效果。如果他的研究结果被证实，则将能够促进一种以高密度脂蛋白为靶标的新药开发，提高体内不含载脂蛋白C-III的高密度脂蛋白的含量。

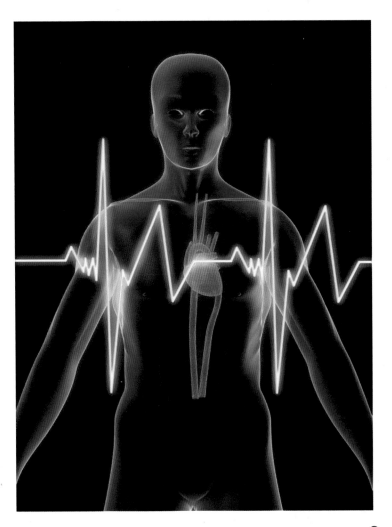

睡一觉 摆脱成瘾

撰文：克里斯廷·苏亚雷斯（Christine Soares）
翻译：朱机

I INTRODUCTION

发作性睡病患者有时会服用一种成瘾性很强的药物来保持清醒，但从来不会对这种药物上瘾。遗传学研究发现，发作性睡病由编码食欲肽的基因发生突变所致。因此，阻滞食欲肽活性的药物一定既能让我们安眠，又能摆脱成瘾。

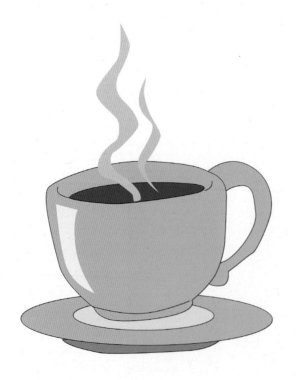

黑甜一觉，兴许可以让喝一杯咖啡不至于成为早晨你要做的头等大事。不过，制药公司正在研究，能让你睡个好觉的最新安眠药，是否也会对戒除成瘾（甚至是最严重的成瘾）有积极作用。

新型安眠药的机理是阻滞脑中一种叫作"食欲肽"（orexin）的肽类的活性。这种小蛋白让我们在白天保持清醒、集中注意力，同时也控制着某些成瘾药物的刺激效果。成瘾或复发并不直接由食欲肽导致，但缺乏这种肽就不会出现成瘾及复发。

睡眠与成瘾的内在联系在发作性睡病（narcolepsy，一种会让人突然陷入无法抗拒睡眠的疾病）患者身上早有发现。发作性睡病的患者有时会服用强效安非他明来保持清醒，但他们从来不会对这种成瘾性很强的药物上瘾。直到1998年，遗传学研究发现，发作性睡病由编码食欲肽或其受体的基因发生突变导致。这一发现不仅揭示了这种肽的存在，还显示了在保持大脑清醒中食欲肽的重要作

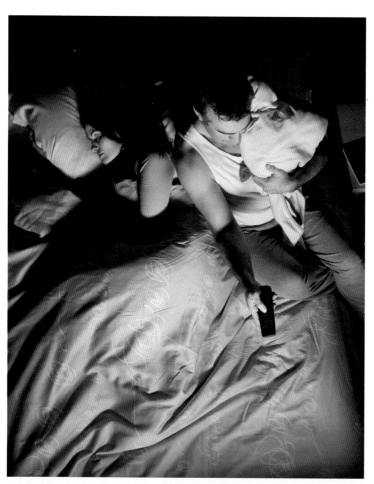

睁眼等天亮：一种让大脑保持清醒的名为食欲肽的肽类，已经成为治疗失眠的一个新的靶标，或许它还可以为治疗成瘾提供新的方法。

用。经过努力，这一科研成果被转化成治疗失眠症的一种新疗法，目前已有几种合成药物进入了后期临床试验。

研发这些安眠药的公司，也通过动物实验研究食欲肽在成瘾中的作用。葛兰素史克意大利维罗纳医药研发中心的达维德·夸尔塔（Davide Quarta）最近与同事研究证明，使用该公司仍处在实验阶段的食欲肽阻滞剂SB-334867的大鼠，在服用安非他明之后，与对照组大鼠相比，大脑释放的多巴胺较少，对刺激也较不敏感——哪怕成倍加大安非他明的剂量，效果也是如此。敏感化的神经会额外生长出对应于刺激药物的受体，于是又需要更多的这种药物来产生刺激，周而复始，便导致了成瘾。因此，如果神经不会太敏感，成瘾便无法形成。

默克公司的约翰·伦格尔（John J. Renger）与同事也证明，另一种不同的实验性食欲肽阻滞剂——默克公司的双重食欲肽受体拮抗剂DORA，在与安非他明一起施用于大鼠时，也可以阻止大鼠大脑神经敏感。在同一项研究中，给过去曾对尼古丁上瘾的大鼠同时施用DORA和尼古丁，还可以阻止尼古丁瘾复发。

"我们的发现并不是说食欲肽是安非他明的靶点。"伦格尔解释说，"因为我们都知道安非他明作用于多巴胺。"但是，大脑在接受兴奋刺激后释放的食欲肽会增强多巴胺的下游活性，从而导致敏感与成瘾。用伦格尔的话说，"食欲肽奠定了基调"，使大脑得以发生改变。

现有的安眠药是在整体上抑制大脑活性，因此，不得不与包括食欲肽在内的"清醒"信号抗衡。但正如发作性睡病这个极端例子所显示的，食欲肽的缺乏为睡眠移除了一道屏障。因此，阻滞食欲肽的新型安眠药，也许能更好地达到自然安睡的效果。

伦格尔猜测，刺激药物或许产生了一种与正常刺激类似，但并不自然的刺激效果，这就能解释为什么食欲肽会对导致成瘾的、由多巴胺主导的学习和奖赏过程起到促进作用。动物实验显示，在使用刺激药物的同时施加食欲肽阻滞剂，可能还有助于摆脱成瘾。

尽管还没有哪家公司有为药物滥用治疗开发食欲肽阻滞剂的计划，但伦格尔指出，一旦这类安眠药投入市场，帮助人们睡个好觉这一条就可能有助于实现上述目的。"有证据表明，失眠是酒精成瘾者旧瘾复发的一大原因。"他解释说，"因为他们本来要靠酒精来帮助自己入睡。"阻滞食欲肽的安眠药提供的睡眠，或许比酒精带来的昏睡质量更高。它们是否会成为第一批保证不会成瘾的安眠药，还需要拭目以待。

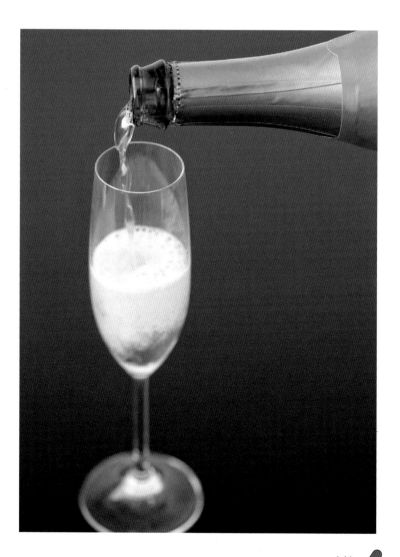

细菌虽小 左右疗效

撰文：冈彦·辛哈（Gunjan Sinha）
翻译：王雯雯

I NTRODUCTION

　　研究人员通过基因组测序推测出人体胃肠道中有至少400种细菌，这些细菌能极大地影响人体对药物的反应，少数人群具有的细菌区系，甚至能使某些药物变成毒药。因此，与环境的相互作用也是形成药物个体差异的重要原因之一。

马尿酸指数

　　在这里指尿中检测到的马尿酸含量。马尿酸又称苯甲酰甘氨酸，是苯甲酸在体内与甘氨酸结合而产生的代谢产物，在马及其他草食动物的尿中含量很高，正常人体尿中也有一定量的马尿酸存在。对人而言，在正常膳食中，如果摄入水果、蔬菜，则代谢后也可以产生马尿酸。但是人体在接触甲苯后2小时，尿中马尿酸的水平会急剧上升，且与环境中甲苯量有明显的剂量－反应关系。因此，马尿酸指数通常作为检测人体是否职业性接触甲苯的一个非特异性指标。

　　2005年，制药巨头——辉瑞公司的科学家们注意到了一个奇特的现象：在一项常规测试中，老鼠尿液中的代谢产物马尿酸（hippuric acid）指数低得出奇，这项偏离预期的代谢指数使接下来的实验无法进行。科学家们对此进行了进一步调查。这些老鼠是由美国北卡罗来纳州罗利市的同一个实验室培养出来的，所有代谢产物指数都理应相同。不寻常的是，出问题的老鼠都是在同一个特定房间里饲养长大的。进一步调查揪出了令人意想不到的"肇事者"——老鼠胃肠道微生物群的独特构成改变了它们的新陈代谢。

"这真是令人吃惊。"辉瑞制药的资深科学家洛拉·罗博斯基（Lora C. Robosky）评论说。罗博斯基目前是公司一个研究小组的成员，致力于使用光谱学和模式识别软件分析体液中的代谢产物——被称为代谢组学（关于定量描述生物内源性代谢物质的整体及其对内因和外因变化应答规律的科学）

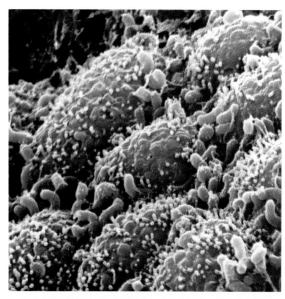

肠道内细菌顽强生长：细菌（绿色）在十二指肠壁上欣欣向荣地繁殖。胃肠道里至少有400种细菌。

研究——从而更准确地选择药品化合物进行治疗。这项技术的研究揭示出在个体对药物的反应中，通常被忽略的一种影响因子——胃肠道微生物区系（gut microflora）。

长期以来，科学家们都推测胃肠道细菌对人体健康起一定的作用。这些微生物一般经由哺乳和身体接触，从母亲传到婴儿身上，但是只适宜生存于胃肠道环境中，因此，很难在体外研究。"值得一提的是，第一篇细述人体胃肠道细菌区系的论文几个月前刚刚发表。"美国华盛顿大学圣路易斯分校的基因组科学研究中心主任杰弗里·戈登（Jeffrey I. Gordon）表示。这篇由美国斯坦福大学的保罗·埃克伯格（Paul B. Eckburg）及同事们发表的文章，通过基因组测序推测出人体胃肠道中至少有400种细菌，每种细菌又分为不同的种系，又由于遗传变异使种数倍增。在人体肠道末端的微生物，通过将糖类分解成更易消化的形式，能帮助释放至少20%的卡路里。

要搞清楚这些神秘的小虫子对健康有何影响，科学家们还刚刚起步。例如，两年前，美国威斯康星医学院的戴维·比尼恩（David G. Binion）发现，胃肠道微生物制造的钠丁酸盐可以阻碍COX-2，从而抑制血管生长。COX-2是一种与多种炎症有关的生物酶，也是诸如万络（Vioxx）等消炎药的作用目标。其他研究表明，有些大肠杆菌区系会对二甲胂，即砷元素（砒霜的主要成分）的一种衍生物，进行代谢，有可能产生带毒化合物，这样也许可以解释砷是怎么使胃肠道致癌的。胃肠道微生物也可以协助释放食物（如大豆）中具有治疗作用的化合物。戈登和其他一些科学家做出假设，容易长胖的人可能是因为胃肠道里面某种细菌特别缺乏，才导致脂肪积累的。

罗博斯基说，虽然辉瑞制药的科学家们没有检测那些异常老鼠对药物的代谢能力，但这项发现仍能部分解释，为什么预期无差别的实验动物的数据有时候会大相径庭。此外，她补充说，调查者们已经发现，胃肠道微生物对药物代谢的确是有影响的。但是影响有多显著，还不得而知。

杰里米·尼科尔森（Jeremy K. Nicholson）是英国伦敦皇家学院代谢组学的研究先驱之一，他毫不怀疑细菌能极大影响人体对药物的反应。他坚持认为："环境在很大程度上决定了新陈代谢：你有多大的精神压力，你就有什么样的胃肠道微生物群，这些东西被证明具有难以想象的重要性。"举例来说，许多微生物会制造能够激活肝脏中的有毒物降解酶的化合物，有的微生物代谢的产物则是人体新陈代谢途径中不可缺少的参与者。

尼科尔森推测说，少数人群具有的细菌区系，甚至能使某些药物变成毒药，如消炎药万络可能引起心血管并发症。但大多数针对药物反应个体差异的研究，都把努力的重点放在人体基因，而不是基因－环境相互作用上，尽管后者很可能更为重要。

　　为了进行进一步研究，尼科尔森正与若干公司展开合作，包括辉瑞制药和百时美施贵宝公司，以发展出能够识别代谢产物类型的技术，从而预测药品化合物的毒性和相关的生化途径。但是，尼科尔森说，他们努力的目标还要更广阔，即把所有关于"组学"（除代谢组学外，还包括蛋白质组学、转录组学等）的研究数据整合起来，从而勾勒出药物生理作用的全景蓝图。

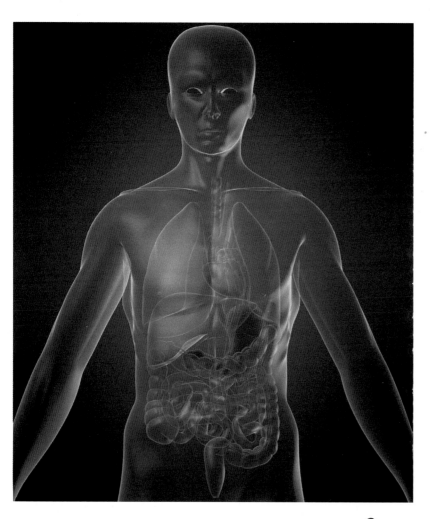

"暗战疗法" 对付致病菌

撰文：梅琳达·温纳·莫耶（Melinda Wenner Moyer）

翻译：冯志华

INTRODUCTION

利用更多的细菌来治疗细菌感染，这听起来简直是一种疯狂的想法。"暗战疗法"就是这样一种击败致病微生物的方法，它通过"策反"致病微生物中的一些成员，继而摧毁整个致病菌群体。

致病细菌对人们的威胁越来越大。在美国，每年大约有19,000人死于抗药性金黄色葡萄球菌感染，超过了因艾滋病死亡的人数。不过，这些微生物的确有几分聪明劲儿。20世纪50年代，耐抗生素菌就已经出现。自那时起，科学家一直在孜孜不倦地研发第二代药物。这种药物攻击的靶点并非细菌本身，而是想切断细菌与细菌之间的通信联系。然而，细菌的复杂性又一次超出了人们的预期，相关研究的进展十分缓慢。现在，社会进化生物学（social evolutionary biology）领域的一些新发现，或许能够帮助我们最终找到一种击败致病微生物的方法——"策反"其中的一些成员，继而摧毁整个致病菌群体。

40年前，科学家发现一些细菌能够以某些小分子为媒介，向周围细菌发送信息，或者接受它们发来的信息。这种被称为"群体感应"（quorum sensing）的通信方式使细菌可以侦测它们的群体密度，并据此调整自身的行为。当周围成员数量够多，足以形成一个"群体"时，细菌便开始产生一种导致宿主患病的有毒因子。这些细菌还可以聚集起来形成生物膜（biofilm），使它们耐受抗生素的能力提高1,000倍。

群体感应是微生物世界普遍存在的一种现象，许多研究者希望能找到破坏群体感应的方法。美国加利福尼亚州拉霍亚市斯克里普斯研究所的化学生物学家基姆·扬达（Kim Janda）把这样的策略称为“暗战疗法”。抗生素杀灭细菌或阻止它们生长，使抗药性突变大行其道。然而，破坏群体感应的药物并不会剥夺致病菌的生命，只是阻止它们致病或形成生物膜。

现在的难题是，效果好的群体感应抑制剂难觅踪影。不同的致病菌用于通信的分子往往不一样，广谱抑制剂的研发变得非常困难。此外，目前在动物实验中被证实有良好效果的抑制剂对人体却具有不小的毒性。一些研究者还担心，这些药物可能仅在群体形成之前，即感染的起始阶段，才有效。面对重重障碍，很少有制药公司愿意投资这个领域的药物研发。美国威斯康星大学麦迪逊分校的化学家海伦·布莱克威尔（Helen Blackwell）评论道：“人们对这种药物有点儿小心翼翼。”

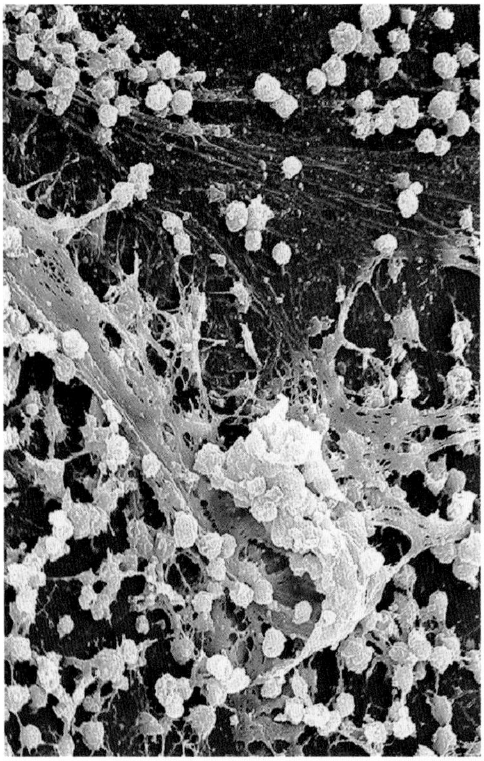

当金黄色葡萄球菌群达到群体感应的临界点后，便会形成生物膜。

2009年1月，英国爱丁堡大学的进化生物学家斯图尔特·韦斯特（Stuart West）与同事宣布，他们在群体感应中

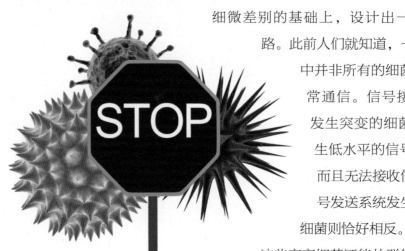

细微差别的基础上，设计出一条新思路。此前人们就知道，一个菌群中并非所有的细菌都能正常通信。信号接收系统发生突变的细菌只能产生低水平的信号分子，而且无法接收信号；信号发送系统发生突变的细菌则恰好相反。

这些突变细菌还能从群体感应中得到好处，因为它们的邻居在生产信号分子以及接收和发送信号的时候需要消耗能量，而突变体则会节省很多能量。因此，突变体复制更快，数目也会变得更多，使它们的后代占整个群体的比例越来越大。不过，一旦突变体的比例过高，群体之间的通信就会变得十分稀少，不足以达到群体感应的临界点，菌群的致病性就会下降。

最近，韦斯特与同事使用正常铜绿假单胞菌（*Pseudomonas aeruginosa*，一种经常引起医院内部感染的细菌）感染了一组小鼠，另外两组小鼠感染的细菌除了一半正常菌株外，另一半分别为信号接收突变体和信号发送突变体。7天过后，感染混合细菌的存活小鼠数目是感染正常菌株组的两倍。韦斯特说："如果你不幸感染了细菌，向体内注射一些细菌突变体是一条可行之道。这听起来有些疯狂，但有助于你的痊愈。"

韦斯特承认，这种疗法在短时间内付诸实用还不太可能。利用更多的细菌来治疗细菌感染，这让患者接受起来相当困难，更不用说管理机构了。不过，他和同事还是为这一疗法申请了专利。他们试图利用突变体向一个菌群导入一些特定基因，为此，他们仍在寻找相关的"特洛伊木马"。韦斯特解释说："假设你被细菌感染，这种细菌恰好对抗生素存在抗性，那么先让一些对抗生素敏感的间谍细菌混入正常菌群，然后让这种敏感性在菌群中扩散。不久之后，利用现有的药物就可以对付整个菌群了。"

虽然这些特殊的治疗策略尚无成果，但该领域的研究人员依然对更加传统的群体感应抑制剂充满信心。例如，扬达正在研发一种细菌疫苗，可以帮助免疫系统识别并清除群体感应过程中产生的分子。他和普林斯顿大学的生物学家博尼·巴斯莱（Bonnie Bassler）等科学家正对一种名为AI-2的分子展开研究。他们相信，这种物质在许多类型的细菌中都扮演了信号分子的角色，因此，有可能成为群体感应广谱抑制剂的作用靶标。布莱克威尔还发现了数百个小分子，它们与信号分子十分相像，但不完全相同。这样的分子被导入菌群中后，将打断致病菌之间的通信。她认为："这一领域的前景是光明的，我们将大胆地走下去。"

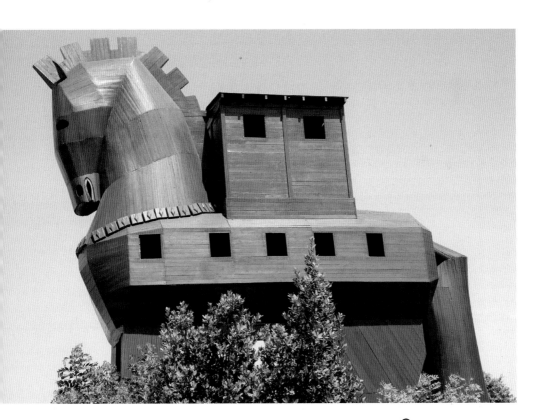

以毒攻毒

撰文：克里斯廷·苏亚雷斯（Christine Soares）
翻译：栾兴华

I NTRODUCTION

　　澳大利亚科学家想出了一个对付有害肠道菌群的好办法：利用基因技术对大肠杆菌进行改良，使它们能够结合细菌毒素。用这种方法对抗细菌具有价格低廉、给药方法简单等优点。

去热带旅游的人最好不要吃当地的微小植物，那会招来蒙提祖马的报复（Montezuma's revenge，译者注：一种腹泻）或患上其他威胁生命的肠道疾病。但澳大利亚的一个研究小组认为，抵御有害肠道菌群的最好办法，也许是服用更多的细菌，特别是一种经过基因改造后，可以吸收其他细菌毒素的良性大肠杆菌。

　　澳大利亚阿德莱德大学的詹姆斯·佩顿（James C. Paton）和他的同事将一种无害的大肠杆菌加以改良，使细胞膜表面形成类似于人体细胞的停泊位点，这个方法

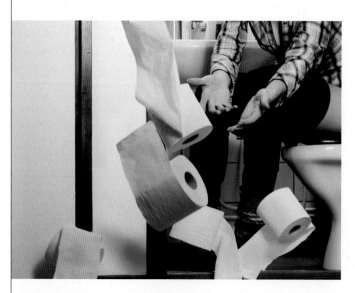

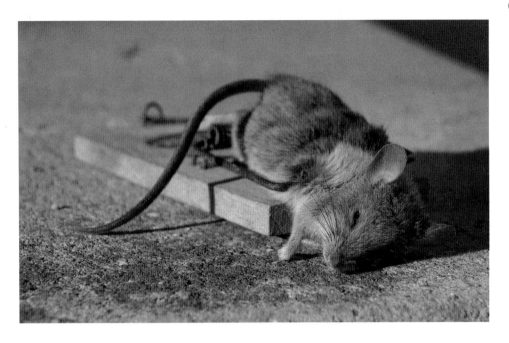

的构思在于，让细菌毒素结合在诱饵细胞上，它们就不会作用于人类胃肠细胞。这个研究小组最新研制的诱饵，能够模仿人类细胞的霍乱弧菌毒素受体——每个菌体都会吸收相当于自身体重5％的毒素。试管试验显示，诱饵细菌将毒素对人类细胞的杀伤力抑制了99.95％。研究人员在12只幼鼠体内进行试验，先将改良的细菌注入体内，然后用霍乱弧菌感染幼鼠。尽管在感染后4个小时，研究人员才采取处理措施，但实验组幼鼠仍有8只存活，对照组12只感染霍乱的幼鼠则全部死亡。

佩顿对大肠杆菌做了更多、更深入的改良，使它们能够结合与它们同属一科，但危害性更大的菌种产生的毒素，包括志贺菌毒素以及常常令旅游者痛苦不堪、令发展中国家儿童发生致死性腹泻的细菌毒素。佩顿希望他设计的"益生菌"能够被制成廉价且具有预防作用的试剂，在疾病暴发区广泛应用。

改良后的大肠杆菌（蓝色）正在吸收
志贺菌毒素(红色)。

用益生菌对抗细菌的好处很多，通过发酵的方式生产有益菌群价格低廉，而且给药方法简单——如可以把微生物制成口服液直接吞咽。最重要的是，因为这种治疗方法只是转移了毒素而并非去除病原体本身，所以不会提高有害细菌自身的耐药性。美国哈佛大学医学院胃肠疾病专家托马斯·拉蒙特（J. Thomas LaMont）说："我们正在寻找类似的治疗方案，作为医生，我很想找到一些抗生素以外的有效治疗措施。"

佩顿和他的妻子阿德里安娜（Adrienne）关于诱饵细菌的最初想法，源于1995年阿德莱德的痢疾暴发，当时阿德里安娜正在那里测试快速诊断方法。"当时，你可以在儿童患病早期做出明确诊断，却对治疗束手无策。"佩顿回忆说，大约一周后，这些孩子的病情就会发展为全面的溶血性尿毒症综合征（hemolytic uremic syndrome），这是由于毒素聚集而引起的肾脏损害，"我们突然间想到，可以通过改良大肠杆菌来去除毒素"。

为了构建诱饵，佩顿将其他两类细菌的基因插入良性大肠杆菌中，这样，细菌表面的受体就能与毒素结合。与受体的结合，让停泊位点足以以假乱真，与人体内霍乱毒素分子的结合位点非常相似。他的第一个诱饵是针对志贺菌毒素设计的，效果相当好：菌体表面的所有分子都模拟了人类受体，能够使每个细胞都吸收相当于自身体重15％的毒素。目前，霍乱毒素诱饵还不能推广用于人类，模拟受体不能大量产生只是问题之一，更重要的是，它的嵌合受体在结构上与人类的极为相似，从理论上来讲，它可能引起自身免疫反应。

佩顿知道，还有很多难题需要深入研究，但是眼前他的一大忧虑却是，应用改良的大肠杆菌很可能与国际上转基因器官应用的限制条款相冲突。解决这个潜在问题的办法，也许就是杀死这些有益细菌。佩顿解释道："这些细菌死亡后，仍然能够发挥作用。尽管效果差了一些，但它们一旦死亡，就不再是'经过基因改造的生物体'了。"

你知道吗？

构建模拟人体细胞的细菌可能引起自身免疫反应。当抗体侵袭周围神经组织时，可以引起吉兰-巴雷综合征（Guillain-Barre），导致细菌相关的肌无力。1/4的患者曾有过空肠弯曲杆菌前期感染，这种菌的表面受体与人类神经纤维髓鞘表面受体极为相似。当抗体对空肠弯曲杆菌产生免疫反应时，也可与宿主的神经纤维髓鞘发生反应。但是，现在还没有确定具体引起免疫反应的受体亚基分子。感染诱发的炎症因子可以影响抗体的产生，美国哈佛大学医学院的托马斯·拉蒙特认为，细胞表面如果为惰性受体，则很有可能不会激活自身免疫反应。

细菌 "活雷锋"

撰文：梅琳达·温纳·莫耶（Melinda Wenner Moyer）
翻译：高瑞雪

I NTRODUCTION

美国科学家在研究大肠杆菌的耐药性时发现，少数具有耐药性的变体大肠杆菌会分泌吲哚，这种分子会阻碍变体大肠杆菌生长，却能帮助种群中的其他成员生存。因此，通过阻断吲哚信号的方式，说不定能消除耐药性。

这个世界充满了"活雷锋"，甚至在你的身体里也可以找到不少。美国波士顿大学的生物学家詹姆斯·柯林斯（James J. Collins）发现，少数耐药细菌会帮助易受伤害的同类在抗生素的猛烈攻击下存活，哪怕它们自己要为此付出代价。

大肠杆菌中的一些菌株生活在人和动物的肠道中，另一些则臭名昭著，因为它们会引起疾病大暴发。柯林斯及其同事将培养的大肠杆菌置于抗生素中，并不断增加抗生素的剂量。他们定期分析菌落的耐药水平，发现了一些意外情况：虽然整个种群在药物的存在下依然繁荣兴旺，但事实上，仅有少数细菌个体具有耐药性。"看到孤立个体的耐药性水平远远低于整体，我们真的非常惊讶。"柯林斯解释道。这项研究成果发表在最近出版的《自然》杂志上。进一步的研究显示，具有耐药性的变体大肠杆菌会分泌一种叫作吲哚（indole）的分子。这种分子会阻碍它们自身生长，却能激活同类细菌细胞膜上的外排泵，帮助种群中的其他成员生存。

这些发现可以激励科学家研发更优良的抗生素。柯林斯说，如

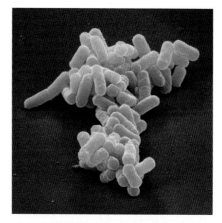

果吲哚能让病原菌抵抗抗生素，那么用小分子阻断吲哚信号，说不定就能消除耐药性。而总部设在美国加利福尼亚州埃默里维尔的NovaBay制药公司也很关注这一发现，其首席科学官马克·安德森（Mark Anderson）说："该发现表明存在这样一种可能性——如果吲哚或基于吲哚的疗法被证明是安全的，那么科学家有一天就可以用这种方法来帮

利他主义者：研究发现一些大肠杆菌（上图）会保护它的同类，这或许有助于开发更巧妙、更有效的药物。

助有益细菌在泌尿系统或肠道系统中战胜病原菌。"NovaBay制药公司致力于开发一些药物，用来对付由耐药性病原菌引起的感染。

这些结果或许还会改变医生追查患者传染源的方式。柯林斯指出，如果少量个体具有适当的基因突变就能使整个细菌种群具有耐药性，那么仅仅收集分析患者的少量细菌样品，也许就会低估细菌感染的整体耐药性。他说："这些单细胞生物组成的群体在某种程度上可以像多细胞生物一样运转。"因此，仅靠孤立的样品恐怕不足以窥见"豹子"的全貌。

杀死致命病毒的新武器

撰文：鲍勃·勒尔（Bob Roehr）

翻译：陈晓蕾

INTRODUCTION

美国加利福尼亚大学的科学家发现，一种名为LJ001的药物，能使HIV、埃博拉病毒、普通感冒病毒，甚至地球上所有具有脂质包膜的病毒失去致病性。不过，从治疗的角度来看，这只是一个非常初步的发现。

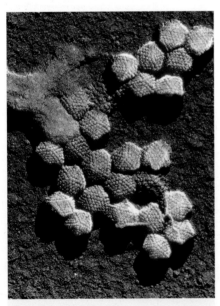

李本华发现的一种药物能对抗具有脂质包膜的病毒，但对腺病毒（adenovirus，如图所示）等不具备包膜的病毒无效。

美国加利福尼亚大学洛杉矶分校的李本华（Benhur Lee，音译）可能发现了一种对付病毒的特效武器，能使HIV（human immunodeficiency virus，人类免疫缺陷病毒）、埃博拉病毒、普通感冒病毒，甚至地球上所有带包膜的病毒失去致病性。

李本华是在自己的实验室偶然发现这种"特效武器"的。他先是构建了一种杂交病毒，包膜（外表面）来源于致命的尼帕病毒，核心部分则来自良性水疱性口炎病毒（vesicular stomatitis virus）。这种杂交病毒可以感染细胞，但不能

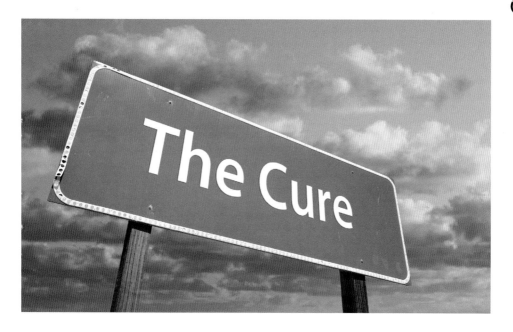

复制。

随后，李本华在一个药物库中进行筛选，希望从3万种药物里找到会对杂交病毒的包膜做出反应的药物，然后看它们能否阻止病毒进入细胞。李本华回忆说，一种名为LJ001的药物"看起来很不错"，而且对实验室培养的细胞没有毒性。

经过一系列研究，在确认LJ001的活性以及无毒之后，李本华将药物样品送到了美国得克萨斯大学医学系加尔维斯顿国家实验室，这里的生物安全实验室可以检测完整的尼帕病毒、埃博拉病毒及其他致命病毒。令人惊喜的是，LJ001确实能阻止尼帕病毒和埃博拉病毒进入细胞。不久后，李本华测试了LJ001对HIV的效果，结果仍令人满意。接下来，他又马不停蹄地对其他20种病毒做了类似的检测，每次检测都大获成功。

后续实验表明，LJ001对另一类完全不同的病毒不起作用。根据这项研究，李本华发现了这种药物的秘密：它只对具有脂质包膜的病毒有效，而这些病毒的致命性恰好最强。

显然，病毒包膜和人类细胞上的脂质成分都能与LJ001结合，两者都会受到损害。区别在于，细胞能修复平常发生的各种损伤，但在遗传上较为简单的病毒则没有修复机制（通常，当新生病毒从被感染细胞逸出时，它们会顺便抢夺部分细胞膜来形成自身包膜）。其中的脂质一旦遭到LJ001破坏，它们将无法复原。李本华撰写的关于LJ001抗病毒活性的第一篇论文，发表在2010年2月16日的《美国国家科学院院刊》上。

加利福尼亚大学旧金山分校的病毒学家沃纳·格林（Warner C. Greene）认为，这项研究很有意义，但他也告诫说："从治疗的角度来看，这只是一个非常初步的发现。"他指出，LJ001对细胞膜的破坏性可能要比我们现在认为的更严重。格林说："人体内的细胞通常比实验室培养的细胞敏感得多。"

李本华也希望能弄个明白。现在，他正与加利福尼亚大学洛杉矶分校的同事合作，把这种极具医用前景的化学物质转变成真正的药物——绝不仅仅是一种广谱抗病毒药这么简单。李本华说："我根本想象不到，病毒如何才能对这种药物产生耐药性。"

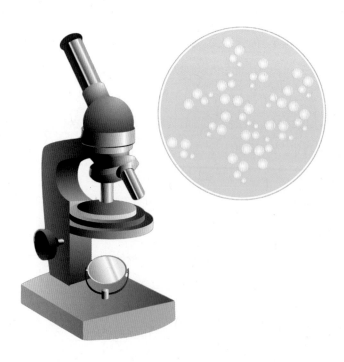

安慰剂的魔力

撰文：基林·哈斯林格（Kiryn Haslinger）
翻译：波特

INTRODUCTION

当人们对减轻疼痛有了指望时，大脑中的特殊区域就会产生有止痛效果的内啡肽。如果意识能够导致大脑产生化学变化，心理学家就有可能通过暗示的手段激发人体产生天然的药物进行治疗。

在发扬"意志战胜物质"方面，乐观主义者们将不再孤军奋战。一项引人注目的研究表明，安慰剂效应具有化学支持，至少在减轻疼痛方面是这样。领导这项工作的美国密歇根大学安阿伯分校的神经系统科学家琼–卡·苏维塔（Jon-Kar Zubieta）说，当人们对减轻痛苦有了指望时，他们的大脑中就会产生一种天然的止痛药。研究者向实验参与者的下颌注射了一

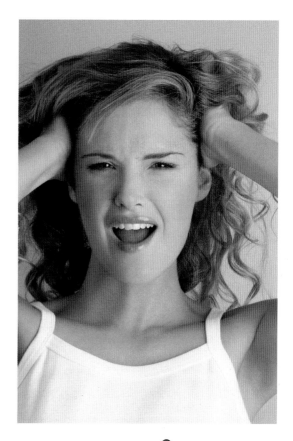

种能缓慢而持久地产生疼痛感的盐溶液。当注射开始时，实验参与者要描述他们所受的疼痛程度。研究者介绍，当实验继续进行时，他们会欺骗实验参与者，谎称他们已经向溶液中加入了缓解疼痛的浆液。这时，实验参与者会再次被要求说出他们所受的疼痛程度。

在整个实验过程中，研究者利用正电子发射层描记术（positron emission tomography，PET）扫描实验参与者的大脑。结果显示，对于那些说自己感觉舒服了一些的人，在被告知所谓的安慰剂已经加入了溶液后，他们大脑的特殊区域产生了有止痛效果的内啡肽（endorphin）。那些预感痛苦会减轻的人真的产生了止痛物质。

苏维塔说，这项成果"为理解疼痛开辟了一条新的道路，说明疼痛是一种可以通过某种情感机制来缓解的复杂体验"。如果意识能够导致大脑产生化学变化，心理学家和医学工作者们就有可能通过暗示的手段，激发人体产生天然的药物进行治疗。如果真的有效，那么这种方法还可以尝试用于其他条件。苏维塔解释说："我们的主旨是激发出这些情感机制，最终，希望人们更加具有韧性，有更强的能力去克服负面的体验。"

正电子发射层描记术

是核医学领域最先进的临床检查影像技术，可以为全身提供三维的和功能运作的图像。大致方法是将某种代谢中必需的物质，如葡萄糖、蛋白质、核酸、脂肪酸，标记上短寿命的放射性核素，注入人体后，通过检测这些放射性核素在衰变过程中释放出的正电子，从而得到该物质在代谢中聚集状况的三维图像，以此来反映生命代谢活动的情况，从而达到诊断的目的。该技术是目前唯一可在活体上显示生物分子代谢、受体及神经介质活动的新型影像技术，已广泛用于多种疾病的诊断与鉴别诊断、病情判断、疗效评价、脏器功能研究和新药开发等方面。

超级抗体的噩梦

撰文：蔡宙（Charles Q. Choi）
翻译：Joy

I NTRODUCTION

2006年3月13日，在对一种被称为"超级抗体"的药物进行常规测试时，6名原本健康的自愿者出现了休克和多脏器功能衰竭现象，这说明对那些通过新奇机制发挥疗效的生物制药设计试验，研究人员必须非常谨慎。

"超级抗体"——药物的发明者这样称呼他们的产品，他们希望这种抗体能有效激活其他抗体药物无法独立激活的免疫细胞。这种针对自身免疫性疾病或白血病的化合物叫TGN1412，由总部设在德国维尔茨堡的TeGenero公司制造。2006年3月13日，在对这种抗体的安全性进行一项常规测试时，6名原本身体健康的自愿者，在注射了这种药物之后，被送进了医院的重病特护区。

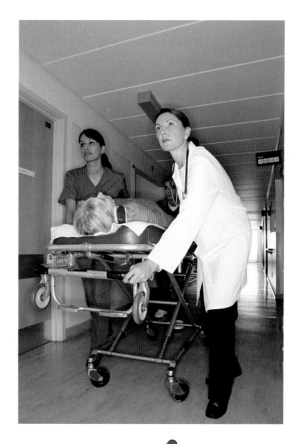

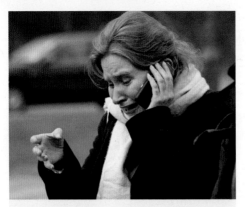

不良反应：在伦敦医院试用了一种实验性的药物之后，麦范威·马歇尔（Myfanwy Marshall）的男友病得非常严重。

虽然所有人都没有生命危险，但在接受药物注射之后，一名自愿者昏迷了3个星期，并可能因此失去部分手指和脚趾。在进行人体试验之前，TGN1412已经在兔子和猴子身上进行了测试，所用药物的剂量是人体试验的500倍。部分医学专家称，这些结果表明，对那些通过新奇机制发挥疗效的生物制药设计试验，研究人员必须非常谨慎。

动物试验表明，这种药物激活的大多是调节T细胞。其他类型的T细胞能消灭入侵细胞，或分泌一种被称为细胞因子的炎性分子，而调节T细胞能抑制免疫反应。人们希望这种抗体将有助于缓解自身免疫性紊乱，如风湿性关节炎，甚至刺激T细胞攻击白血病。

为了激活T细胞，一个受体会对某个特定的外来入侵者——抗原做出反应；而另一个受体CD28，则会为免疫反应亮起绿灯。但TGN1412不用抗原的帮助，就能激活T细胞。它只是简单地嵌入CD28的一个特定区域——这个位置靠近细胞膜，使它不会成为其他分子攻击的标靶。

英国药物和保健产品监管署经过初步调查得出结论，问题的关键不是药物污染或剂量错误，而是

TGN1412本身。尽管接受采访的科学家非常谨慎，称他们还没有检查至今尚未公开的临床数据，但他们推测，TGN1412激活的并不只是调节T细胞，而是所有的T细胞。这导致免疫分子的大规模释放，形成一场细胞因子风暴，引发了休克和多脏器功能衰竭。

"Y"形抗体的主干，即所谓的Fc区域，被科学家们视为疑凶，正是它在人类和猴子体内引发了完全不同的结果。在猴子体内，主干也许不会附在细胞上，或通过一种不会触发免疫反应的方式嵌入。但美国宾夕法尼亚大学免疫学家卡尔·琼（Carl June）称，在人体内，它可能会附着在原本不该附着的非T细胞上，或附着在其他并不表达CD28的免疫细胞上，从而引发了不可预测的结果。最近，一项新发现指出，与其他灵长类动物相比，人类自身的免疫系统可能缺少某种制动装置。

琼说，目前有近1,000种临床级抗体药物正处于研制阶段，TGN1412的事故将减缓它们的研发进程。他还指出，在不经意间，基因治疗的临床试验就被引到了一条意想不到的绝路上，这些研究将被迫停滞很多年。只有大幅度加强制药公司对试验所须承担的管理责任，真正使那些小公司不

人体内的过度反应

美国加利福尼亚大学圣迭戈分校的阿吉特·瓦尔基（Ajit Varki）及其同事发现，在黑猩猩和其他大猿体内，能够表达免疫抑制蛋白，即所谓的"唾液酸结合性免疫球蛋白样凝集素"（Siglecs）的T细胞数量，是人体内同类细胞的20多倍，而且每个细胞的表达水平也比人体细胞高出10~100倍。这也许就能解释人类T细胞的过度反应。瓦尔基已经请求制药商TeGenero公司提供一些TGN1412的样品来检验他的理论，不过，这家公司拒绝了他的要求。2006年5月8日，通过《美国国家科学院院刊》，研究人员在网上公布了他们的发现。

随着科学家的进一步探索，对TGN1412工作原理的更好理解将会发展出新的治疗方法。利用它的免疫触发活性，也许还能提高疫苗的疗效。"也许这个困境中还有一些值得打捞的财宝。"卡尔·琼说。

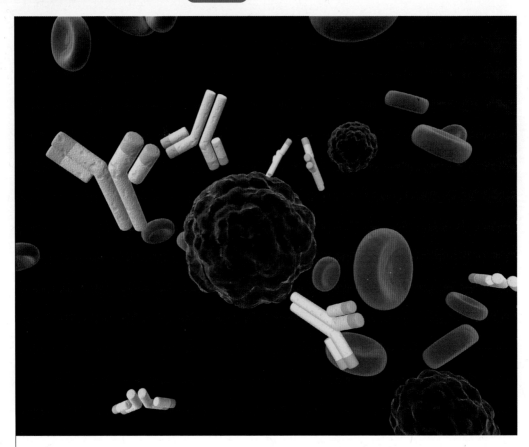

再能参与其中，这个领域才能重新复苏。尽管如此，琼还是预言："目前，大约有17种抗体已经获得批准。它们的疗效得到了证实。大型制药公司对抗体很感兴趣，因此，这项研究不会中途夭折。"

别让药品成毒品

"药品"和"毒品"只有一字之差，但对于普通人来说，这是两个截然相反的概念：一个治病；一个致命。能用前者具有医疗价值而后者没有来区别它们吗？答案是否定的。很多被国家法律明令禁止的毒品，如海洛因、甲基苯丙胺（冰毒）、可卡因等，最初都是作为治疗药品而开发的，只是后来发现它们的成瘾性远远高于医疗价值。一旦被列为毒品，科学家们就很难开展研发工作了。具有毒品潜质的药品，过去存在，现在也存在，在没有开发出可替代的药品之前，应该防止因滥用而使一些具有医疗价值的药物被列为毒品。

可卡因的新危害

撰文：弗朗西·迭普（Francie Diep）

翻译：冯志华

INTRODUCTION

販毒者通常会在可卡因中掺杂左旋咪唑，后者是一种比可卡因便宜，又能使吸毒者产生更强快感的药物。这种药物会导致恐怖的皮肤病，有时还会使血液中白细胞的数量降低到致命的程度。

吸食可卡因的危害已经够多了，但最近又有了一种新的危险——紫癜（purpura）。这是一种皮肤病，起因是小血管内出血。最近有两篇发表在主流医学期刊上的论文记录了急诊室中吸毒者的特殊病况——耳朵、脸部、躯干以及四肢的皮肤上出现黑斑或坏死现象。这种疾病会导致疤痕的形成，有时还需要接受外科重建手术。诺亚·克拉夫特（Noah Craft）是美国加利福尼亚大学洛杉矶分校医学院海港医学中心的皮肤病学家，他作为共同作者在《美国皮肤病学会杂志》（*Journal of the American Academy of Dermatology*）2011年6月刊上发表了有关这种疾病的论文。克拉夫特表示，目前他每个月都会碰上一例这样的病例，"几乎已成为一种常见疾病了"。

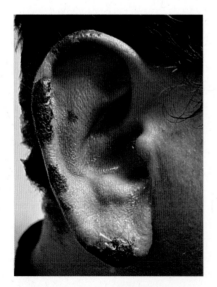

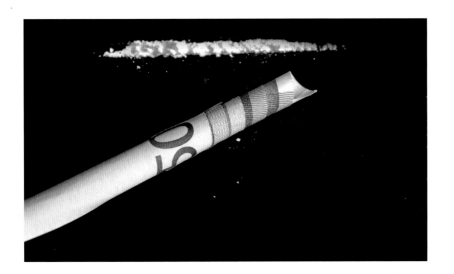

这种疾病的暴发是因为一种兽用除虫药。从南美洲流入美国的可卡因由于稀释或掺假，常常混有这种药物。该药名为左旋咪唑（levamisole），一度曾被批准用于癌症的治疗，但后来由于出现副作用而退市。如今，被美国缉毒局查获的可卡因中，有3/4都含有左旋咪唑。

左旋咪唑的另一种副作用同样很让人担心：有时，它会导致中性白细胞的数量降低到致命的程度。医生怀疑，所有这些病症可能都是过敏反应的结果。在一些情形下，免疫系统攻击的对象是皮肤；而在另一些情形下，其攻击目标却成了骨髓。

贩毒者掺杂左旋咪唑的原因是，这样的可卡因比纯可卡因要便宜，而且能让吸食者体会到更强的快感。20世纪70～90年代是左旋咪唑面世并被批准在美国上市的时期。根据这期间发表的研究论文，左旋咪唑能改善情绪，但会导致失眠和过度警觉。这些症状与可卡因很相似。

"美国缉毒局暂时不会改变追查贩毒者的方式。"该机构的发言人巴巴拉·卡雷诺（Barbara Carreno）说。不过，医生却在学习如何更快地诊断这种皮肤病。克拉夫特已经将患者的照片上传至一个数字化预警系统中，全美有1,300家医院都可以使用这一系统。

大麻争议

撰文：弗朗西·迭普（Francie Diep）
翻译：朱机

I NTRODUCTION

虽然初步临床试验显示，大麻可以缓解癌症和艾滋病引起的疼痛和恶心呕吐等症状，但为了防止滥用，美国不允许将大麻用于医疗目的。对大麻的管制限制了对它的研究。

初步临床试验显示，大麻似乎可以有效缓解癌症和艾滋病引起的疼痛、恶心呕吐、消瘦，减轻多发性硬化症引起的肌肉痉挛。但是，因为加利福尼亚州（美国唯一一个允许对整株大麻植物进行研究的地区）即将终止对大麻研究的基金支持，同时美国政府对以科学研究为目的的大麻获取仍有严格的法规管制，所以整个美国对医用大麻的研究迅速下滑。

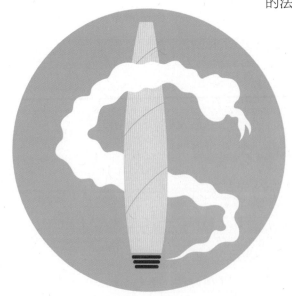

2011年6月，美国缉毒局（DEA）驳回了一项要求改变大麻管制级别的申诉，这项申诉最初是在2002年由美国医学协会提出的。因此，大麻现在仍被列为I级管制毒品，即"有极高滥用可能"以及"目前在美国不允许用于医疗

目的"。许多医用大麻的支持者发现，美国对大麻的管制实际上是自相矛盾的。DEA认为，应该继续把大麻列为I级管制毒品的一个理由是，没有足够多的临床试验显示大麻具有医用效果。但大麻的管制级别又限制了对它的研究，科研人员很难获取大麻开展试验。

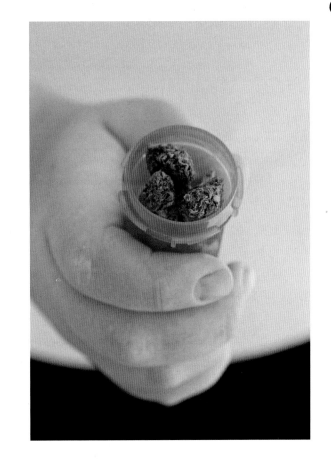

在整株大麻研究遭遇挫折之际，那些只研究大麻某些化学成分的科学家则显得顺风顺水。大麻含有400多种化学成分，主要活性成分四氢大麻酚（delta 9-tetrahydrocannabinol，THC）已获美国食品及药品管理局批准，用于治疗癌症、艾滋病患者的恶心呕吐与消瘦。目前，美国梅奥诊所正在检验四氢大麻酚（商品名为Marinol）在肠易激综合征（irritable bowel syndrome）中的治疗效果。波士顿布里格姆妇女医院的研究人员则在实验中用Marinol治疗慢性痛。

专家表示，相比大麻蒸气和大麻烟雾，分离出来的大麻成分更可能获得美国政府的批准。对制药公司来说，开发单一成分药物的可能性也更大，因为单个化合物更容易标准化，也更容易获得专利。马穆德·埃索利（Mahmoud ElSohly）是美国密西西比大学一位研究大麻的化学家，他

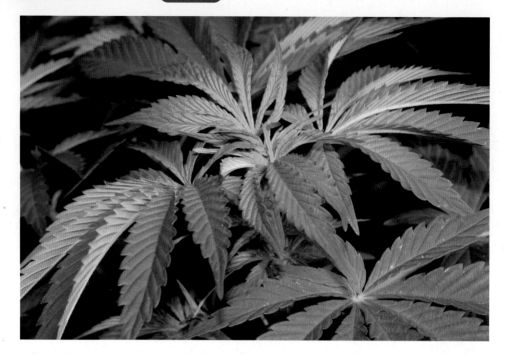

的实验室是美国唯一一家可以种植科研级别大麻的
实验室。他认为，大麻的有效成分可以达到和吸食
大麻类似的效果。

　　另一些研究人员则认为，不针对整株大麻进行
研究可能无法完全发挥大麻疗效，因为大麻中各种
成分的综合作用会比任何单一成分的疗效更好，吸
食天然大麻或许会比口服Marinol见效更快。尽管埃
索利也承认，大麻的其他成分会增强THC的作用，
但他认为，大麻的效果其实只来源于少数成分。

尼古丁——人体炎症的"灭火器"

撰文：莉萨·梅尔顿（Lisa Melton）

翻译：王雯雯

INTRODUCTION

当细菌入侵时，人体内的巨噬细胞为了消灭细菌，会产生过激炎症反应，导致自身组织受损。与现有的消炎疗法相比，尼古丁的能力更强。但尼古丁具有成瘾性和致癌性，不宜用作药物，因此，最佳方式是找到尼古丁的替代物。

现在，人们对尼古丁的认识，至少从生物医学的角度上，有了很大的改观。在过去几年间，研究人员发现，尼古丁可以减轻一些疾病的相关症状，如阿尔茨海默病和大肠溃疡等。但是，尼古丁与这些疾病斗争的原理还不得而知。如今，美国纽约州曼哈塞

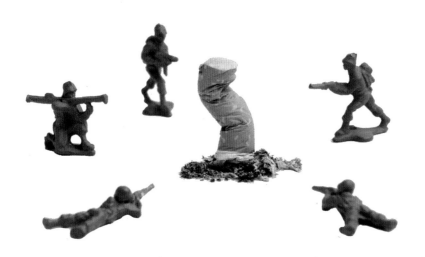

北岸大学医院的路易斯·乌略亚（Luis Ulloa）通过研究败血症，掌握了能够阐明尼古丁消炎作用生化途径的证据，从而使研发更有效的消炎药成为可能。

败血症是炎症中最致命的一种，在第三世界国家中，它是第三大主要的人口致死因素，也是占美国人口总死亡率10%的祸首。败血症的起因是细菌入侵了血液循环，而细菌感染可以造成一定的机体损伤，但真正使患者面临危险的是他们自身强烈的免疫反应：人体内的巨噬细胞为了消灭细菌，吐出数量巨大的促炎性细胞因子，不断强化免疫反应，直至攻击自身组织、造成自身损伤，最终使患者死于心血管功能障碍和多脏器衰竭。

乌略亚和他的同事们发现了一些现象，这引起了他们的注意：尼古丁能够遏制老鼠体内的过激炎症反应，甚至可以改变败血症的发生过程。与现有的消炎疗法相比，尼古丁的能力更强。"尼古丁介入了人体自身的有效消炎机制。"2006年2月，在伦敦举行的诺华基金会会议上，乌略亚解释说，"这是我们研究中最激动人心的发现。通过使用尼古丁，我们人工'复制'了被自然进化筛选出来的人体免疫系统生理调节过程。"

尼古丁的结构与乙酰胆碱（acetylcholine）非常相似，能在免疫调节中模仿乙酰胆碱。乙酰胆碱是神经递质研究中的"灰姑娘"，多年来从未受到人们的重视。直到人们发现它具有衔接神经系统和免疫系统的巨大作用，乙酰胆碱才一跃成为备受瞩目的大热门。神经系统通过乙酰胆碱控制人体内此起彼伏的炎症之火。乙酰胆碱的受体不仅存在于神经末梢，也存在于免疫细胞表面。尼古丁能够结合并激活这些受体，实现大脑和免疫系统的越界对话。

"这个发现意义重大。"美国阿姆斯特丹学术医学中心的沃特・德扬（Wouter de Jonge）评价说。他研究了巨噬细胞如何对乙酰胆碱做出反应。"吸烟者在遭受大肠溃疡困扰的同时，似乎也从抽烟的习惯中受益。有迹象表明，尼古丁可以改善发炎症状，但是，过去没有人明白个中的奥秘。"他说道。

现在，乌略亚的研究小组或许能够解释，为何尼古丁对多种多样的疾病——从精神分裂症、阿尔茨海默病、帕金森病、抽动秽语综合征（Tourette's Syndrome）到大肠溃疡，都具有积极的影响。乌略亚实验室的研究表明，尼古丁与巨噬细胞表面的烟碱受体结合，阻止细胞释放炎症细胞因子，并且抑制作用异常强大。研究人员还辨别出，在尼古丁抑制细胞因子产生时，它结合的位点位于巨噬细胞表面的特定受体亚型，即α-7乙酰胆碱受体。

但是，作为一种药物来说，尼古丁有很多副作用。除了固有的成瘾性以外，它还可能导致心血管问题，甚至引发癌症。"没有人指望用尼古丁来治疗炎症。"乌略亚说，"我们想做的是设计特别的药物，既能够像尼古丁一样，与这个特定受体结合、发挥消炎作

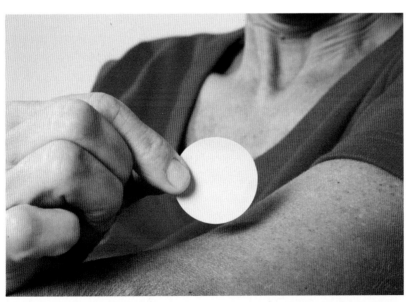

尼古丁是人体的强力灭火器，但作为治疗手段过于危险。

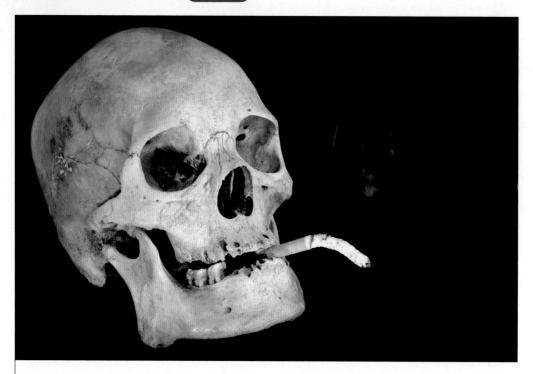

用，同时又能免去尼古丁附带的毒性。"

"毫无疑问，这是过去几年间免疫学最伟大的发现之一。"美国匹兹堡大学重症监护医学专家米切尔·芬克（Mitchell Fink）评论说。一种具有受体选择性的类尼古丁化合物，不管是对败血症，还是对许多其他同类的慢性疾病来说，都是值得期待的。目前，亟待完成的任务是找到尼古丁的最佳替代物，让我们对乌略亚的培养皿拭目以待吧。

迷幻剂：毒品还是良药？

撰文：加里·斯蒂克斯（Gary Stix）
翻译：褚波

I NTRODUCTION

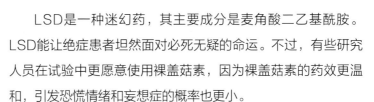

LSD是一种迷幻药，其主要成分是麦角酸二乙基酰胺。LSD能让绝症患者坦然面对必死无疑的命运。不过，有些研究人员在试验中更愿意使用裸盖菇素，因为裸盖菇素的药效更温和，引发恐慌情绪和妄想症的概率也更小。

阿尔伯特·霍夫曼（Albert Hofmann）是迷幻药LSD的发明者，他一直在谴责将迷幻剂列为禁药的做法，因为在他看来，LSD的价值无法估量，能够与心理治疗及冥想类的精神锻炼互为补充。1979年，霍夫曼在自传《LSD：我那惹是生非的孩子》（*LSD: My Problem Child*）一书中抱怨说："在经过十余年不间断的科学研究和医疗应用探索之后，20世纪50年代，当酗酒狂潮席卷以美国为首的西方世界，把LSD也卷入其中时，我作为'LSD之父'的成就感开始消退。"

正因为如此，2008年去世

迷幻剂

是一类精神科药物的总称，它们的主要作用是改变认知和感知。在迷幻剂的影响下，精神活动通常会经历一些性质完全不同于普通意识活动的体验，人们往往把这种特殊的精神体验，与发呆、冥想、梦想，甚至濒死状态下的体验相类比。在全球范围内，大多数迷幻剂除了用于特殊医疗用途之外，都是被法律禁止的。

前几个月，当102岁高龄的霍夫曼听说自己的祖国瑞士对LSD展开了几十年来的首例科学研究时，他难掩兴奋。这项研究的负责人、瑞士医生彼得·加塞（Peter Gasser）回忆说："霍夫曼非常高兴，他说：'我的夙愿终于实现了，LSD必将重新回到医生的手里。'"

对LSD的初步研究，正是从几十年前LSD研究中断的地方继续展开的。这项研究探索了LSD在缓解癌症等绝症患者的严重焦虑等方面的潜在疗效。20世纪40～70年代，数百项按今天的标准来看相当粗糙的研究深入钻研了LSD-25对个人看法的影响，即这种药物能否让绝症患者坦然面对自己必死无疑的命运。近些年来，还有一些科学家把裸盖菇素（psilocybin，迷幻魔菇中的致幻成分）、爱它死（Ecstasy）等非LSD药物，当作治疗这种"生存焦虑"的潜在药物来研究。

加塞是瑞士医学会心理治疗分会的负责人。医生曾给他开过LSD类药物，正是这段经历促使他后来加入了瑞士医学会心理治疗分会。加塞最近才开始关注LSD的研究，他发现，对迷幻剂的研究面临很多困难。2008年，瑞士医疗管理机构批准了一项迷幻剂研究，经费共有19万美元，均来自一家非营利机构——美国迷幻剂多学科研究协会，该机构发起研究的目的是让迷幻剂和大麻成为处方药。最初，科学家打算招募12名自愿者（8个人服用LSD，4个人接受安慰剂）。但招募过程极不顺利——18个月后，仅招募到5名患者，其中只有4个人完成了这项完整疗程为两个全天的试验。加塞说："由于LSD不是常规药物，癌症专家不愿意向患者推荐LSD。"

服用过LSD的患者发现，他们的情绪的确有所改善，没有一个人出现过恐慌等不良反应。一位名叫尤多·施乌兹（Udo Schulz）的患者在接受德国《明镜》（*Der Spiegel*）

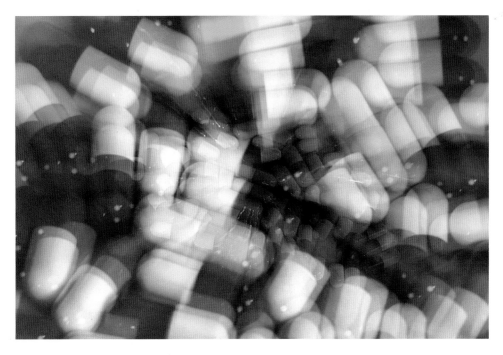

周刊采访时说，LSD疗法帮助他克服了被诊断为胃癌后所感到的那种焦虑，服药后经历的迷幻体验则帮助他重返工作岗位。

这项试验制定了非常严谨的方案，如"所有LSD疗程都要从上午11点开始"。他们还小心谨慎地避免过去那些迷幻剂试验中时有发生的错误，如研究人员在药效发作期间把受试者一个人晾在一边等。这项试验在安静、黑暗的屋子中进行，每个疗程为期8个小时。在此期间，加塞和另一名女性医生必须呆在试验现场，并准备好紧急医护设备。在服用LSD前，自愿者必须接受心理测试和初步的心理治疗。

另一个研究小组也在研究LSD。英国贝克利基金会正在资助并参与美国加利福尼亚大学伯克利分校的一项初步研究。这项研究总共招募了12名自愿者，旨在评估LSD如何激发创造力，以及LSD诱导的虚幻意识体验如何改变神经活动。不过，LSD能否成为一种治疗精神疾病的药物尚未可知，因为其他治疗方法可能效果更好。美国加利福尼亚大学洛杉矶分校的精神病学教授查尔斯·格罗布

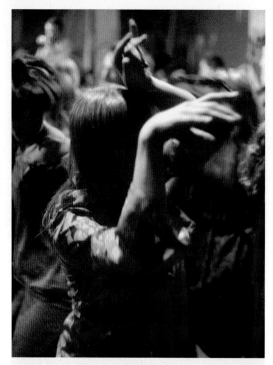

来一段快乐旅程：迷幻剂LSD一直被大众视为反主流文化的代表，有关它的医学价值的研究被耽误了几十年之久。

（Charles S. Grob）也在开展临床试验，测试迷幻剂对晚期癌症患者焦虑情绪的影响。他在试验中更愿意使用裸盖菇素，而不是LSD。"因为裸盖菇素药效更温和，引发恐慌情绪和妄想症的概率也更小。"他说，而且最重要的是，"在过去半个世纪中，裸盖菇素的负面舆论和文化包袱都更少一些"。

由于迷幻剂研究出现过长期空白，因此，其他科学家主张，重要之处在于比较药理学（comparative pharmacology），即弄清楚LSD与裸盖菇素到底有哪些不同。美国约翰·霍普金斯大学的罗兰德·格里菲思（Roland Griffiths）正在开展裸盖菇素相关试验，他评论说，所谓的SSRI类抗抑郁药物有很多种，但"这并不意味着它们都完全相同"。不管怎样，在第40届伍德斯托克音乐节上，曾被认为是反主流文化之代表的精神类药物，其服用者已不再仅仅局限于嬉皮士们了。

迷幻剂研究再起争议

撰文：戴维·别洛（David Biello）
翻译：施劫

INTRODUCTION

裸盖菇素是一种迷幻剂，在缓解晚期癌症患者的焦虑情绪和减轻强迫症症状方面有一定疗效。但重新开启对裸盖菇素药用价值的研究受到了一些人的质疑，因为摇头丸就是一些科学家将它滥用在一些貌似治疗的用途上之后泛滥成灾的。

位中年男子走进一间摆设舒适的房间，坐在长沙发上服用了一粒药片。服药后，医疗监护人员给他戴上眼罩和耳机，并鼓励他仰身躺下。在随后的8个小时里，伴随着耳机里播放的节奏舒缓的古典音乐，这位认为自己笃信宗教的男子开始了一次内心的精神世界旅行。这次"旅行"是由一种名叫"裸盖菇素"的药物引发的，它们是迷幻蘑菇中的有效成分。

共有36位现代"灵魂航海家"参与了这项旨在探索裸盖菇素

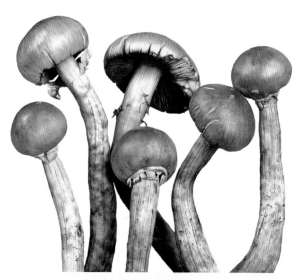

迷幻蘑菇能够产生裸盖菇素，这种迷幻剂化合物已经成了一些药理学研究的焦点。

双盲实验

　　为了尽可能避免主观因素的干扰，在研究某种药物的疗效时，通常会将没有疗效的安慰剂混杂在药物中。实验研究人员和自愿者都不知道，受试者服用的到底是安慰剂还是药物，因此被称为双盲实验。

　　的药理和心理药效的研究。在实验中，一种通常被称为"利他林"（Ritalin）的药物被当作安慰剂来使用。这项双盲实验研究表明：有22位自愿者自己描述说，裸盖菇素让他们产生了一种神秘体验；有24位自愿者认为，他们经历了一生中最意味深长的体验，堪比第一个孩子出生或者某位至亲离世。该项研究的负责人、美国约翰·霍普金斯大学的罗兰·格里菲思（Roland Griffiths）介绍说，在后续随访中，"他们仍然反映说，自己的心态和行为方式发生了积极的变化。从个人角度或者从精神层面上来说，这种体验对他们仍然意味深长"。

　　格里菲思的这项研究工作，是医药界重新开始探索迷幻剂的心理和生理效应的缩影。这些迷幻剂看起来酷似神经递质5－羟色胺。美国加利福尼亚大学洛杉矶分校海港医学中心的查尔斯·格罗布（Charles Grob），一直在试验裸盖菇素在缓解晚期癌症患者的焦虑情绪方面的作用。美国亚利桑那大学的弗朗西斯科·莫雷诺（Francisco Moreno）则对该药物是否能减轻强迫症症状进行了研究。对诸如MDMA（"摇头丸"）之类的其他迷幻剂，人们已开始探索潜在的积极效应。

　　里克·多布林（Rick Doblin）是美国跨学科迷幻剂研究联合会的创始人，该联合会一直致力于鼓励和支持类似的研究工作。据多布林介绍，迷幻剂研究的复苏实际上始于1990年，当时美国食品及药品管理局（FDA）在中断了迷幻剂研究长达20年之后，批准了一项旨在研究二甲色胺（DMT，一种速效的强力迷幻药）对人体疗效的研究项目。正如格罗布所说，当时FDA之所以愿意为这项研究提供资金，是因为"迷幻剂研究当年引起的那场轩然大波已经过去很久了"。

确实，引发那场轩然大波的一些声名狼藉的研究，当年就出自于一些颇有名望的研究机构；蒂莫西·利里（Timothy Leary）能够一跃成为美国尽人皆知的反传统文化偶像，凭借的就是他在身为哈佛大学教授期间对LSD所做的大力宣传。一些人担心历史会重演：摇头丸就是加利福尼亚和其他地方的一些精神病学家将它滥用在一些貌似治疗的用途上之后，才开始在美国泛滥成灾的。

从某种程度上来说，为这类研究项目提供资金仍是一个挑战。一些富翁，如电脑业大亨罗伯特·杰西（Robert Jesse）和已故的罗伯特·华莱士（Robert Wallace），已经投资了一些较小的研究项目。虽然美国国家药物滥用研究所（NIDA）为裸盖菇素的研究提供了资金，但是他们对裸盖菇素潜在的医疗用途不感兴趣，仅将它作为比较药理学项目来调拨经费。该研究所基础神经科学行为研究室主任戴维·舒特莱夫（David Shurtleff）指出："我们对各种各样的违法药物滥用进行研究，但是现在还远未达到考虑这些化合物的药用价值的程度。关于它们与人体如何相互作用的问题，实在数不胜数。"

由于是违法药物，裸盖菇素及类似迷幻剂在用于治疗方面，可能会遭遇某种阻力，就像近年来对大麻制剂进行实验时所遇到的阻力一样。不过，即使在迷幻剂研究领域之外，也有一些人士认为，在裸盖菇素和大麻之间存在根本的不同。美国哥伦比亚大学药物滥用研究室负责人赫伯特·克勒贝尔（Herbert Kleber）说："许多有关大麻的研究工作，实际上恰恰是在重复迷幻剂研究过去犯过的错误——根本没有进行过严格的对照研究。人们已经形成了一个清晰的印象：耗费大量的资金和精力，无非是想为吸食大麻的合法化铺平道路。"

严格的对照研究正是迷幻剂研究人员努力达成的目标，他们将重点放在对人体的影响上。NIDA前所长、韦恩州立大学的查尔斯·舒斯特（Charles Schuster）解释说："动物可以摄取人类滥用的所有药物，但是它们不会给自己注射裸盖菇素、LSD或任何一种迷幻剂。这是一种人类所特有的现象。"这使得类似的研究充满了风险：摇头丸已经在一些动物身上表现出某些损害作用，裸盖菇素也许会在一些敏感实验对象中，引发精神分裂症和其他一些精神心理疾病。格里菲思指出："尽管我们在各方面都做了充分的准备，但是仍有30％的自愿受试对象经历了一种十分可怕的体验，其中有些人还出现了妄想症状。很容易看出，这种情况有可能发展为危险行为。"

但是，在采取充分监管措施的合适环境条件下，通过提供精心编排的精神体验，裸盖菇素之类的迷幻剂也许可以有效治疗晚期病患的焦虑感，甚至有助于治疗药物上瘾，就像嗜酒者互诫协会通过交流经验戒除酒瘾一样。在其他一些保健领域中，裸盖菇素已经表现出某种治疗潜力：马萨诸塞州贝尔蒙特麦克莱恩医院的研究人员发现，这种化合物似乎能停止

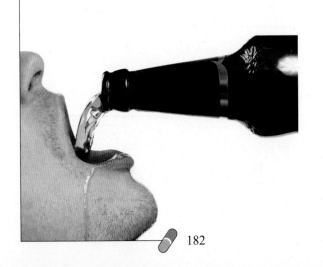

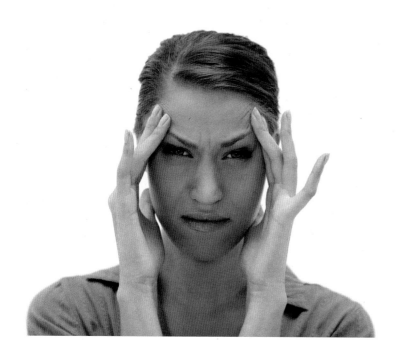

丛发性头痛的发作。美国国立精神卫生研究所（NIMH）的一项最新研究证明，对于使用其他药物治疗无效的抑郁症患者，致幻觉安定药氯胺酮（ketamine）也能快速、有效地缓解他们的抑郁症症状。

迷幻剂也许还提供了一个人们了解大脑（包括精神活动）工作情况的窗口。美国黑夫特尔研究所支持了一些迷幻剂研究工作，该研究所的创始人、美国普渡大学的戴维·尼科尔斯（David Nichols）说："据我所知，没有哪种精神药物不具备一定的医疗效用，唯独迷幻剂是个例外。我们完全可以把它们当作工具来了解行为和大脑的功能。"

鼠尾草：药品还是毒品？

撰文：戴维·杰·布朗（David Jay Brown）
翻译：朱机

INTRODUCTION

鼠尾草属植物有精神刺激作用，被美国的一些州列为违禁药物，与海洛因和LSD迷幻药同列。然而，越来越多的证据显示，这种药草能够被制成抗抑郁药和止痛剂，甚至有助于治疗精神分裂、成瘾等精神疾病。

现有的最强效天然致幻剂提炼自一种鼠尾草属植物。这种墨西哥药草现在被一些人用来寻欢作乐，因此，美国政府正对这种药草进行安全审查，打算对它们实施管

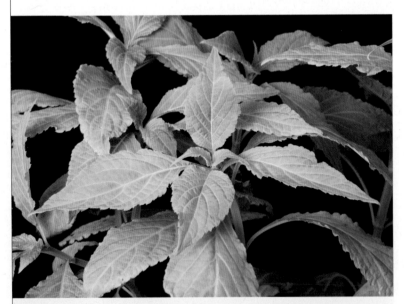

状态未定：墨西哥药草*Salvia divinorum*含有已知最强效的天然迷幻剂。科学家认为，这种迷幻剂可以治疗多种精神疾患，但是他们担心药品管制会阻碍科学研究。

制。不过，神经科学家担心，在尚未通过研究确定安全性之前就对鼠尾草进行限制，可能有损对这种药草医疗价值的研究。越来越多的证据显示，这种药草能够被制成更安全的新抗抑郁药和止痛剂，甚至有助于治疗精神分裂、成瘾等精神疾病。

这种鼠尾草属植物学名*Salvia divinorum*，墨西哥中部土著马萨特克人（Mazatec）一直在巫术中使用这种药草。药草中含有精神类药物，其主要成分是一种二萜类（diterpenoid）天然有机化合物Salvinorin A。大脑中受这种化合物影响的神经受体，十分类似对阿片类镇痛剂（如吗啡）起反应的神经受体，但这种化合物不会引起欣快感，也不会导致成瘾。其原因在于，Salvinorin A 基本上只与 κ 阿片受体结合，很少与会导致成瘾的受体，如 μ 阿片受体结合。

鼠尾草属植物有精神刺激作用，这一点最早是在1993年，由美国加利福尼亚州马利布的一位不隶属于任何机构的民族植物学家丹尼尔·西伯特（Daniel Siebert）发现的。此后16年来，鼠尾草越来越受欢迎，同时要求将它视为非法药品的呼声也越来越高。美国最近已有12个州将这种致幻鼠尾草归入最高管制级别类药物，其他4个州也通过了相关的限售法律。美国缉毒局（DEA）已将鼠尾草列为"需要关注的药品"，正在展开调查，以确定是否应该将它归入第一类受管制药物，与海洛因和LSD迷幻药同列。

Salvinorin A的不寻常特性引起了科学家们的注意。美国哈佛大学医学院的精神病学研究人员布鲁斯·科恩

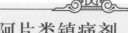

阿片类镇痛剂

阿片（opium），又称鸦片，是由未成熟的罂粟蒴果浆汁风干获取的干燥物，呈淡黄色或棕色，味苦，具有镇痛、止咳等作用。阿片含有二十余种生物碱，如吗啡等。反复使用阿片类物质将引起机体耐受成瘾，如复方甘草片中含有少量阿片，久服会成瘾。

（Bruce Cohen）及其同事正在开发类似于Salvinorin A的药物，研究它们可能具有的情绪调节作用。科恩评论说，他们的研究小组用Salvinorin A在动物身上所做的试验暗示，"能够阻断 κ 阿片受体的药物或许可以用作抗抑郁药，很可能还是一种不会成瘾的抗抑郁药；另外，这种药物或许还能稳定躁郁症患者的情绪"。通过激活 κ 阿片受体，Salvinorin A之类的药物能够降低对兴奋剂的依赖，缓解可卡因引起的情绪波动和情绪奖赏。因为Salvinorin A能够扭曲意识和感知，所以研究人员猜测，阻断受体或许还可以缓解精神病和人格分裂的某些症状。

包括哈佛大学医学院研究团队在内的一些研究人员相信，对Salvinorin A加以改造能够增强它的医用价值。美国堪萨斯大学的药物化学家汤姆·普里辛赞诺（Tom Prisinzano）指出，对Salvinorin A进行一些化学改造，就能改变它的药理特性（如延长药效持续时间、增强结合受体的能力等），而且没有致幻性。他说，对这种药物的分子结构加以改造，"它们或许有能力治疗多种不同的中枢神经系统障碍"。

然而，用美国迷幻剂多学科研究协会（MAPS，设在美国加利福尼亚州圣克鲁兹的非营利组织）主席里克·多布林（Rick Doblin）的话来说，一旦Salvinorin A成为联邦管制药物，对它的研究就会变得"困难许多"。普里辛赞诺也同意这一观点，他说，到时候，"研究涉及的书面工作将比现在多得多"，随后的临床研究审批也将更难通过。以LSD迷幻药为例，联邦管制让这种药物的人体研究基本上停滞了35年，现在全世界正在进行的

LSD人体研究仅有一项。正如多布林所说，大学与研究所的审批机构对涉及违禁药品的提案极为慎重，"资助研究的人也不愿意去考虑违禁药品潜在的有利用途"。

目前，只有两个实验室在从事Salvinorin A的人体研究：一个由美国耶鲁大学医学院的精神病学研究人员迪帕克·西里尔·德索萨（Deepak Cyril D'Souza）和莫希尼·兰加纳坦（Mohini Ranganathan）领衔；另一个由美国加利福尼亚大学旧金山分校的药理学家约翰·门德尔松（John Mendelson）负责。这两个研究团队都在进行初步实验，来确定对自愿者最有效的Salvinorin A用药方法，同时采集基本数据。德索萨和兰加纳坦主张，应该在获得药效与毒性的明确证据之后，再将这种药物列入管制药品目录。

在这场药物与毒品的争夺战中，神经科学界还没有达成共识，一致将矛头对准法律限制。科恩说："这个问题并不是当务之急。但是，这仍是一个严肃的问题，对政策、缉毒和科学研究都有影响。"许多人已经开始给华盛顿特区的众议员写信陈情。无疑，科学家和鼠尾草的拥趸者一样，都希望这样的"草根运动"能最终改变政府的想法。

戒毒新方法

撰文：加里·斯蒂克斯（Gary Stix）

翻译：冯泽君

I INTRODUCTION

环境暗示，如气味、影像、网络虚拟社区等，能诱发吸毒渴望。而诱发吸毒渴望的过程可以帮助研究者了解成瘾的生理学机制，并测试新药物或新行为学疗法是否能防止复吸。

虚拟世界包罗万象，能让千万用户在线体验驾龙飞行或建立自己的帝国。药物成瘾研究者发现，虽然社区是虚拟的，但能引发玩家非常真实的感受（如对毒品的渴望），这有助于科学家开发新的戒毒方法。

研究者花了几十年时间研究如何在无菌实验室中营造一种所谓的环境暗示（environmental cues），如利用卷成一卷的美元和烟的气味等诱发戒毒者对毒品的渴望。诱发吸毒渴望的过程可以帮助研究者了解成瘾的生理学机制，并测试新药物或新行为学疗法是否能防止复吸。

曾有研究者设计出一个网络虚拟社区，酗酒者和吸烟者访问之后会强烈地想喝酒或吸烟。美国加利福尼亚大学洛杉矶分校的神经科学在读博士克里

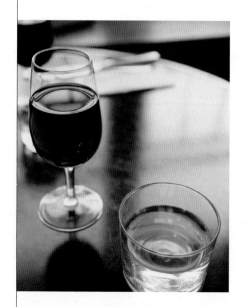

斯·库伯森（Chris Culbertson）读了相关报道后，决定利用最大的在线社区之一——"第二人生"（Second Life）来研究另外一个顽症——精神兴奋剂（psychostimulant）冰毒（methamphetamine，甲基苯丙胺）的成瘾。库伯森在里面建立了一个虚拟吸毒室，供吸毒者聚集，然后找了17名学校里的吸食者来测试。他通过问卷的形式，同时测量他们在线期间的心率，以此来评估产生吸食渴望的水平。最近发表在《药理学、生物化学和行为学》（*Pharmacology, Biochemistry and Behavior*）杂志上的研究显示，与其他虚拟方法（如观看演员表演吸毒的录像）相比，这种虚拟吸毒室诱发吸食渴望的效果最好。

库伯森说，现在他的虚拟吸毒室已经不对外公开了，因为"如果我们在进行实验的时候，有人穿着奇装异服进来，会破坏整个实验"。

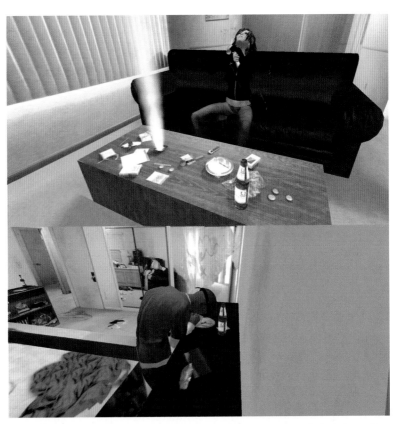

虚拟的快感：库伯森在"第二人生"里创建的冰毒房间，墙上画满了涂鸦，地上铺满了管道。

清除毒品

撰文：蔡宙（Charles Q. Choi）
翻译：刘旸

I INTRODUCTION

　　人体血液中存在一种"可卡因清除蛋白"——丁酰胆碱酯酶，它可以分解并使可卡因失去活性，但是这种酶不够稳定。现在，美国科学家改造了酶的结构，使其分解可卡因的速度相当于"原装"酶的2,000倍。

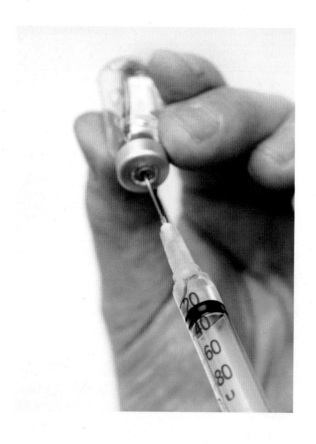

人体中存在一种"可卡因清除蛋白"，它的升级版可能成为这种违禁药物的首例克星。丁酰胆碱酯酶（butyrylcholinesterase）是一种自然存在于人体血液中的蛋白质，它可以分解并使可卡因失去活性。但是，这种酶不够稳定，活性也很弱，不足以用于医疗。

　　现在，在计算机模拟技术的帮助下，美国肯塔基大学的科学家设

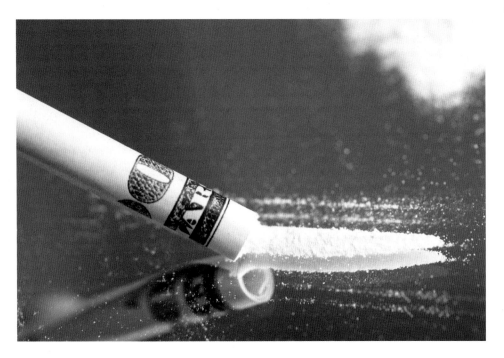

计出一种活性更高的丁酰胆碱酯酶。他们使这种酶的活化态结构变得更加稳定，并去掉了阻碍蛋白功能的部分。在实验室中，这种经过变异的酶分解可卡因的速度相当于"原装"酶的2,000倍。这些科学家还发现，如果他们把这种人造酶注射给小鼠，就能避免超剂量可卡因造成的惊厥和死亡。详情请见2008年9月24日的《美国化学学会杂志》（*Journal of the American Chemical Society*）。

从污水中评估药品使用

撰文：戴维·别洛（David Biello）
翻译：冯志华

I NTRODUCTION

可卡因在人体内完成了兴奋大脑的历程后，便会被机体代谢为苯甲酰芽子碱。研究人员只需利用质谱测定法分析城市河流中的污水，就能了解违禁药品使用的即时情况。由此可以评测某一项禁毒措施是否有效。

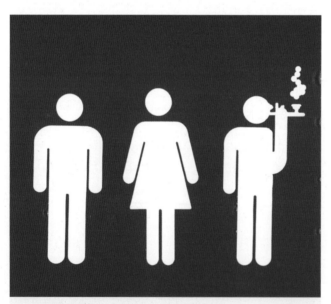

药品检测：化学药品被机体吸收后，其代谢产物会分泌至尿液中。研究者认为，对污水进行检测，就可以准确评估某一地区的药品使用状况。

我们最不珍视的一种体液，也许可以透露我们对于违禁药品的"大众口味"。科学家已经研发出一项新技术，可分离服用药物后分泌至尿液中的副产物。一旦这项技术被证实有效，只要从污水中采集样品，我们便可找到使用违禁药品的确凿证据。

意大利米兰市马里奥·内格里药理学研究所的毒理学家罗伯托·法内利（Roberto Fanelli）解释说："污水可以被当成一种经过稀释，且混杂有其他物质的尿液样本。"法内利的研究小组利用质谱测定法（mass spectrometry）分析城市河流中的污水。他们分析的目标化合物是苯甲酰芽子碱（benzoylecgonine）——可卡因在人体内完成了兴奋大脑的历程后，便被机体代谢为这种化合物。法内利说："我们在不同月份的不同日期从波河中采样，发现这条河每天携载的化合物相当于4千克左右的可卡因。"

　　美国俄勒冈州立大学的环境化学家珍妮弗·菲尔德（Jennifer Field）及其同事利用液相色谱法（liquid chromatography）也得到了相似的结果。她说："这种新手段可以及时采集某一地区药品使用的整体状况。"而且，与传统的电话调查得到的结果相比，"利用这种手段获得的药品使用状况更加客观"。

　　借助这种方法，研究人员已在英国伦敦、意大利米兰以及美国诸多面积不同的区域采集到药品使用的即时状况，其中就包括俄勒

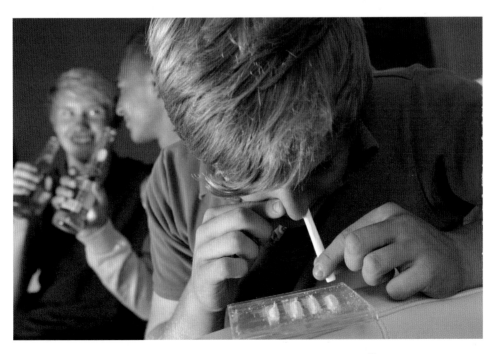

冈州立大学所在地科瓦利斯城。美国国家药品政策管理办公室（ONDCP）对此颇有兴趣，他们在2006年上马了一个试验性项目，在华盛顿特区周边的24个实验室中测试这种方法。"我们认为，如果这种方法的可靠性得到验证，那就相当有价值。"ONDCP下属的缉毒技术评估中心首席科学家戴维·默里（David Murry）解释说，"我们知道安第斯山脉地区生产了多少吨可卡因，也知道在公海上截获了多少可卡因，但是我们还不知道被消费掉的有多少。"

目前，ONDCP并无进一步检测的计划，但美国国家药物滥用研究所（NIDA）和美国环境保护署可能将继续进行检测。

污水采样技术几乎可以检测所有药物，包括处方药和违禁药品。在广泛鉴别那些偶尔吸食毒品、通常不会自行报告毒品服用情况、最终又被公共戒毒机构列入统计名单的社会阶层方面，这种技术可能非常有用。"当被问及此事时，人们倾向于告诉政府民意调查专家，他们没有使用过违禁药品。"美国药物政策联盟（一个推动药物法律改革的团体）国务主管比尔·派珀（Bill Piper）说。然而，这项技术无法精确鉴别个体药品服

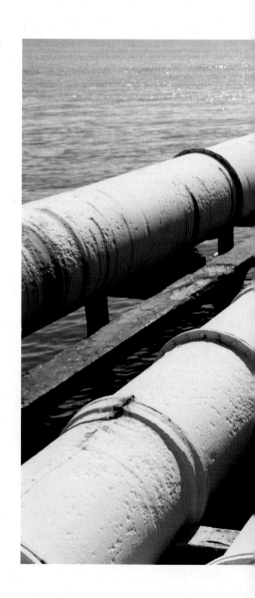

用者。法内利补充说："为了得到个体服用者的数据，调查员需要在他小便后冲厕所时，靠近污水出水口采集水样，这根本不具备可操作性。"

　　了解化学品的整体使用情况，可以让我们洞悉如何才能将有限的戒毒资源用在刀刃上，也让我们第一次能够对城市之间药品使用的真实水平进行比较。它还有可能揭示某一项具体的禁毒措施是否有效。NIDA下属的流行病学及服务与预防研究部门主管威尔

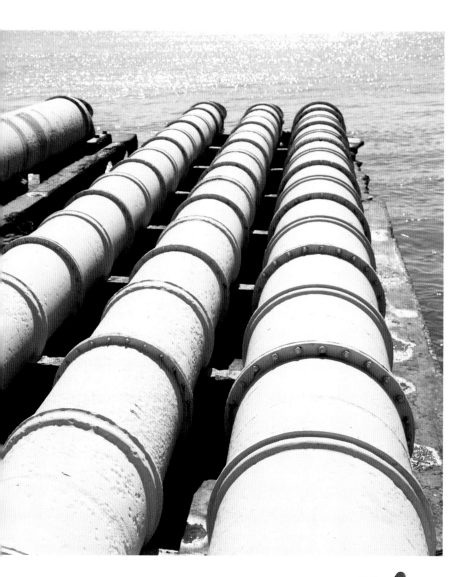

逊·康普顿（Wilson Compton）称："如果执法部门相信他们已经根除了某一地区的毒品来源，该技术也许可以用来验证这些想法。"

研究人员声称，从监狱、国家实验室之类的政府机构到各大主要城市，希望得到药品整体使用状况的要求蜂拥而至。2007年11月的某一天，菲尔德及其同事采集了俄勒冈州药品使用状况的即时信息，以此来评估液相色谱法的可行性和有效性，更长期的监测将使这些模式定量化并被进一步确认。菲尔德说："（通过这种方法）可以看出，偶尔服用可卡因的情况一到周末就会增加，污水中可卡因代谢物水平的升高就是证据，有时候甚至从星期四就开始上升了。"科瓦利斯城污水再生厂的机械操作员盖伊·艾伦（Guy Allen）对此评论说："了解污水中究竟有些什么一直是一件挺有趣的事情。"

污水分析的标准化

采集污水样本用于药品检测，似乎是一项易如反掌的常规工作，因为污水处理设备每天都在检测流入和流出的污水，但分析技术的标准化却很难做到。一些污水处理厂要处理暴雨时落下的雨水，这样一来，样本就会被稀释。很多防腐技术也会对样本产生影响，有时甚至会显著影响检测结果。此外，如果出现某个个体服用者吸食大量毒品的情况，又会产生一个错综复杂的问题——正如威尔逊·康普顿指出的那样："面对吸食量较大的小群体和吸食量较小的大群体，我们应如何区别他们？"

话题八

公共卫生新热点

随着全球经济一体化，疾病已无国界，面对公共医疗卫生领域的巨大挑战和机遇，会有哪些全球性的难题与攻略秘籍呢？

高额医疗费使患者和政府都难以承受，谁该为癌症治疗埋单？

采用什么方法才能激励制药公司开发罕见病相关疗法，又不会滥用权力？

药物回收是利大于弊，还是弊大于利？

医患社交网络是否能得到医生和患者的普遍欢迎？

......

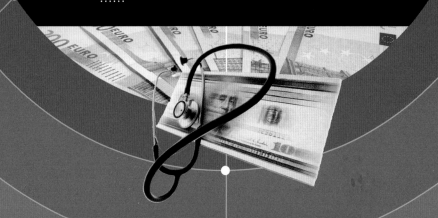

谁该为癌症治疗埋单？

撰文：杰西卡·瓦普纳（Jessica Wapner）
翻译：刘旸

INTRODUCTION

高额医疗费使越来越多的癌症患者陷入经济困境，这些问题不仅与肿瘤医生和患者息息相关，而且涉及整个医疗健康体系。由于许多患者都是美国医疗保险制度的受益人，昂贵的药物同样会侵吞美国联邦政府卫生保健部门的资金。

不久的将来，在介绍自己的职业时，肿瘤医生便可加上"理财顾问"一条。昂贵的医疗费用使越来越多的癌症患者陷入经济困境，许多肿瘤医生不得不在选择治疗方法的同时考虑治疗费用。全球主要癌症组织正致力于将医疗费用结合到治疗方针和其他相关文件之中。这一变化与美国当代医疗精神相左，暗藏了众多棘手问题。这些问题不仅与肿瘤医生和患者息息相关，而且涉及整个医疗健康体系。

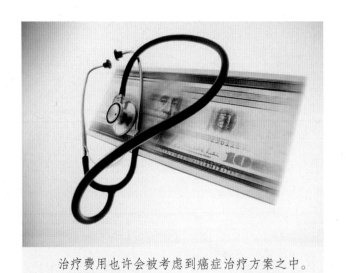

治疗费用也许会被考虑到癌症治疗方案之中。

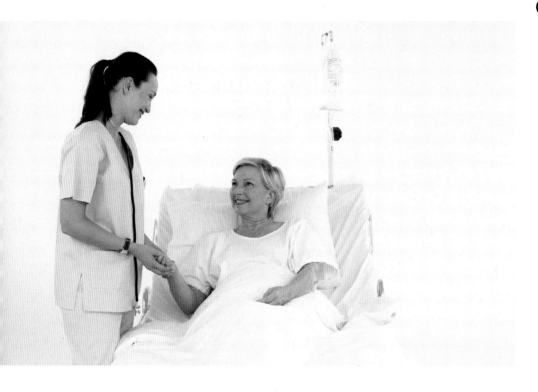

　　美国每年在癌症治疗上的支出是2,000亿美元；许多新药的治疗费用每个月高达数千美元。保险共付（co-payments，患者需要自掏腰包的部分医疗费）迅速掏空了患者的存款，保险公司也将处方药价格中需要患者支付的比例逐渐增加到20%。如果在治疗过程中采用了标示外用药（不按药物标示使用，而用作其他未经正规许可的医疗用途），需要患者个人承担的医疗费用将高达30%。

　　美国费城福克斯蔡斯癌症中心的肿瘤学家尼尔·梅罗蓬（Neal L. Meropol）说："出于经济方面的顾虑，患者不得不在治疗方案的选择上有所牺牲。"高昂的实际医疗支出已经迫使许多患者放弃了某些治疗。一项研究显示，医疗相关花费竟占到低收入癌症患者平均年收入的27%。

　　高价医疗带来的社会影响同样不容忽视。由于许多患者都是美国医疗保险制度的受益人，昂贵的药物同样会侵吞美国联邦政府卫生保健部门的资金，然而，这些经济付出却无法在较大程度上延长患者的生命。梅罗蓬指出，美国不像许多其他国家那样实行医疗保健配给制度，"美国人的文化中有一种偏见，为了改善健康付出再高的价钱也值得"。医疗保健配给制度是指合理分配医疗资源，使尽可能多的人改善健康，而不会不计代价地延长每一条人命。

在制订癌症治疗计划时考虑费用，会在医疗保健领域引起更普遍的转变。梅罗蓬强调说："我确信美国社会正在逐渐接受这种观念，即患者做出治疗决定时要将花费考虑进去。"某些专家甚至断言，治病时毫不顾虑价钱，会使治病花费飙升；反之，如果能有所约束，药物价格便可以降低到正常水平，反映出真正的市场承受能力。

美国两大主要癌症协会即将推出新的指导方针，为肿瘤专家讨论治疗费用提供一套标准化建议。美国临床肿瘤协会（ASCO）便是其中之一。作为ASCO癌症护理费用研究组的一员，梅罗蓬表示，第一步就是要建立一个数据库，记录不同保险公司为各种癌症药物设定的、需要患者自己支付的费用比例。这个研究组还关注医疗研究、医师教育和病患护理等方面的开销。他说："工作组的整体目标是，在肿瘤学家处理高质量医疗引发的高昂费用问题时，为他们提供建议并归纳有助于解决问题的手段。"美国患者维权组织"癌症护理"执行理事黛安娜·布卢姆（Diane S. Blum）说，各大维权组织都支持这些努力。ASCO预计将在几个月之后颁布这套医疗费用指导方针。

另一套指导方针将由美国国家综合癌症网（NCCN）颁布。该组织是一个非营利性联合会，由21个癌症中心组成。他们已经成立了一个专家小组，从有效性、毒副作用及治疗费用等多方面对药物使用方案进行评估，治疗费用第一次被列入评估范畴。这个专家组将综合考虑这些因素，然后给出最佳治疗方案。治疗费用还将被列入NCCN药物及生物制剂纲要。与ASCO一样，这些研究成果也将在几个月内发表。

但是，NCCN首席执行官威廉·麦吉夫尼（William T. McGivney）已经对在临床医疗中解决医疗费用的尝试表示出担忧。他同意NCCN应该考虑消费者（肿瘤学家）的需求，但他认为，这并不是一个公正的解决方案——"我认为，从健康保健系统获得大量经济效益的组织，如保险公司以及制药公司，才应该是致力解决这些问题的恰当人选"。他指出，把这些问题强加给患者，便是不公正地将这副重担压在了癌症治疗系统中缴税最高、成本效益分析能力最差的一个群体肩上。

另外，梅罗蓬认识到，"肿瘤学家心目中对社会的责任和对患者的责任之间存在潜在矛盾"。如果二者达不成一致，患者的护理就会受到损害。

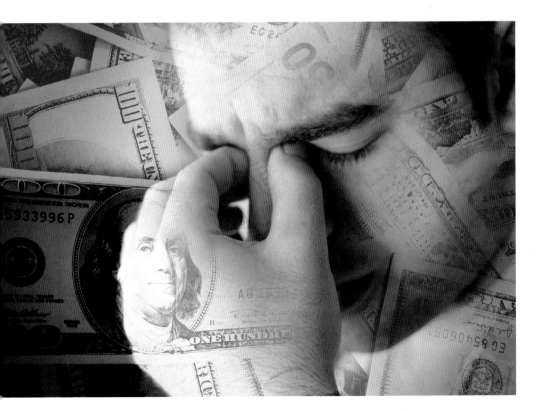

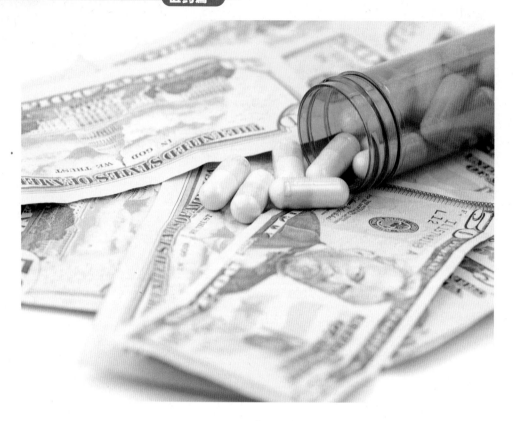

　　选择何种治疗方案的最终决定权仍掌握在患者
手中。但对肿瘤学家来说，提供高质量治疗就不能
不探讨费用问题，这也是无可否认的现实。

阻击医院内感染

撰文：詹宁·因泰兰迪（Jeneen Interlandi）
翻译：王冬

INTRODUCTION

> 每一年，整个美国都会发生大约200万起医院内感染，死亡人数超过因艾滋病、乳腺癌和交通事故造成的人员死亡的总和。如果医护人员在日常行为方面进行一些小小的改变，如增加洗手次数，那么医院内感染就会大幅降低。

对于美国医疗体系而言，终极的悖论莫过于："去医院治病反而要了你的命。"每一年，整个美国都会发生大约200万起医院内感染，造成约10万人死亡和450亿美元的额外花销。这比每一年因艾滋病、乳腺癌和交通事故造成的人员死亡及财产损失的总和还要大。并且，随着抗生素耐药问题日渐突出，相信这些数字还会持续上升。

比数字本身更惊人的事实是，大多数这些感染是可以预防的。美国医学研究院很久之前就宣称，如果医护人员在日常行为方面进行一些小小的改变，如增加洗手次数，那么医院内感染就会大幅降低。

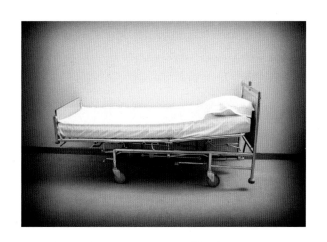

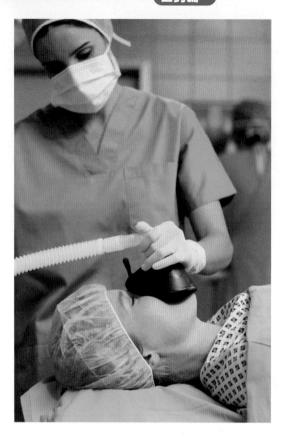

为此，美国政府已经开始采取严厉措施。自2011年1月1日起，美国医疗保险和医疗补助服务中心要求，如果有重症监护患者发展成血液感染的病例，相关医疗机构必须上报。而且，这些数据将会公开，类似要求将会扩展到所有类型的医疗感染。医疗保险中返还医院的比例也将会与医院消除感染的力度挂钩。

有些医疗机构已经接受了这个倡议并开始有所行动。一小部分"已经显著降低了某些医院内感染的发病率，而这在其他医疗机构看来，曾经是不可能做到的"，美国医疗保险和医疗补助服务中心负责人唐纳德·博威克（Donald M. Berwick）在接受国会问询时如是说。

克拉克斯顿 – 赫本医疗中心就是这小部分中的一员。这是一家位于纽约奥格登斯堡的乡村医疗机构，拥有一个10张床位的重症监护室。过去，每4名使用呼吸机的患者中就会有一名患上呼吸机相关性肺炎（ventilator-associated pneumonia）。而克拉克斯顿 – 赫本医疗中心仅对呼吸机的使用规程做了些许改变，就使这种医院内感染几乎销声匿迹。他们把使用呼吸机的患者的病床靠背抬起30°，根据研究，与平躺相比，这个姿势对患者的肺更有利，并且不会像此前想象的那样，增加褥疮发病率。另一个改变则是他们每天中断一次镇静剂的使用，并检查患者的恢复情况，而过去患者会一直保

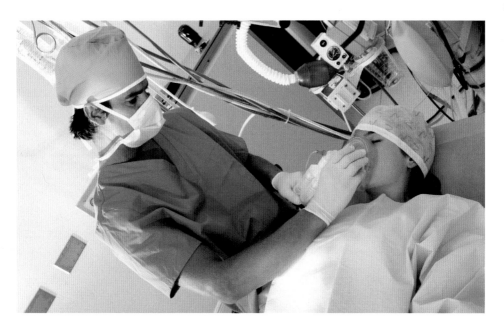

持镇静状态，这会增加患者在重症监护室停留的时间。护士们还会每天给患者刷牙，每隔几个小时给患者做一次口腔和牙龈清洁，因为口腔感染往往会扩散到肺部。在采取了这些改变后，过去5年里，这家医院没有发生一例呼吸机相关性肺炎。

克拉克斯顿－赫本医疗中心并不是唯一一家有成功经验可供分享的医疗机构。事实上，纽约地区有数十家医院，其中很多比克拉克斯顿－赫本医疗中心大得多，他们都采用类似方法成功地将呼吸机相关性肺炎的发病率降低了一半。与此同时，经过耗时18个月的研究，密歇根州的103个重症监护室也消除了导管相关的血流感染。医院的工作人员将它归功于循证临床实践和简单的检查清单。有了这些举措，更多医院可以花很少的钱就能跟上克拉克斯顿－赫本医院的步伐。

"孤儿药" 困境

撰文：杰西卡·瓦普纳（Jessica Wapner）
翻译：陈晓蕾

I NTRODUCTION

罕见病是指患者人数只占总人口0.65‰～1‰的疾病，治疗这类疾病的药物就叫罕用药，俗称"孤儿药"。罕见病大量存在，但因经济原因，制药巨头不愿意开发相关的药物。美国1983年颁布《罕用药法案》后，这种情况有所改观。

自从《罕用药法案》（*Orphan Drug Act*，ODA）于1983年在美国通过以来，357种罕见病药物（俗称"孤儿药"）、2,100多种相关产品获准上市。而在该法案通过之前，市面上只有10种这类药物。由于美国现有约7,000种罕见病，受累人群高达2,000万～3,000万（中国的各类罕见病患者人数也有千万之多），联邦监管部门和病患权益组织急切希望进一步加大这方面的工作力度。但是，要给法案注入新的生机，无疑会在科学和经济领域掀起波澜。

罕见病是指患者人数只占总人口0.65‰～1‰的疾病（数据源自世界卫生组织），治疗这类疾病的药物就叫罕用药。《罕用药法案》

的颁布，旨在鼓励制药公司开发罕见病相关疗法。该法案主要依靠经济激励，如政府拨款资助、承办临床试验、给予试验支出50%的税费优惠等，而最重要的一点是，药物获准上市后，企业在7年内拥有独家经营权（非罕用药受到专利权保护，相对而言比较麻烦，潜在的盈利空间也较小）。有了这一法案，研发人员和制药厂商才有可能去投资开发罕用药；否则，由于受众人群有限，研发罕用药不可能有利可图。

但这些政策的覆盖面还不够广。病患权益团体美国国家罕见病组织主席彼得·萨尔顿斯托（Peter Saltonstall）称，最近有一家美国公司以经济原因为由，停止研制一种极有前景的罕见病药物，这种疾病在美国约有1,500名患者（萨尔顿斯托拒绝透露该病的名称）。患者更少的罕见病获得关注的机会更小，但这类疾病大量存在。

美国食品及药品管理局（FDA）罕用药研发办公室主任蒂姆·科特（Tim Cote）承认，这个问题很难解决。他领导的办公室主要负责审核新药是否符合罕用药要求。对于制药巨头始终不愿意关注罕见病，他们也感到很恼火。科特说："那些公司总是向媒体宣称罕用药对他们多么重要，却很少向我提交实质性的材料。"

为了游说制药巨头关注罕见病，也为了简化审批流程，给那些已做出承诺的小公司提供帮助，FDA在2010年的拨款法案中授权科特的办公室，重新评估罕用药的审核过程。科特解释说，换用另外一些统计模型（如贝叶斯设计，Bayesian design），科学家可以压缩试验规模，从更少的数据中挖掘更多的有用信息，却不会影响药物安全性和有效性的判定。虽然这种策略还未大范围推广，但科特强调，在对待罕用药研究时，FDA的政策是很灵活的：治疗重度联合免疫缺陷病（severe combined immunodeficiency,

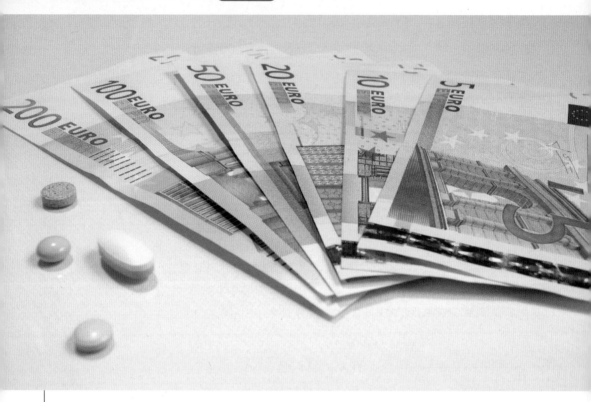

即"气泡男孩症"，bubble boy disease）的药物
PEG－ADA，只在12位患者身上做过试验就获得了
FDA的上市批准。

科特还希望通过新开展一些现场研讨会，激发
制药厂商对罕用药的兴趣。最近，第一场研讨会已
在美国加利福尼亚州克莱尔蒙特市举行，目的是让
厂商了解《罕用药法案》中的经济激励政策，实地
指导他们如何填写罕用药申请书。

但难题依然存在。罕用药的生产成本高，市场
又太小，要做到收支平衡，定价势必很高。制药公
司拥有罕用药的独家经营权，这意味着不管他们怎
么定价，市场都得承受。一旦一种罕用药在治疗某
种疾病上的效果惊人，他们就可以获得巨额利润。

肉毒素（Botox）就是一个实例，它本来是用于治疗两种会引起眼睛和颈部肌肉痉挛的罕见病，现在则广泛用于美容。与美国不同，欧洲如果出现了这种情况，相关部门就会重新评估肉毒素的罕用药资格。1990年，美国国会曾提出与欧洲类似的罕用药修正案，但时任总统乔治·布什（George H. W. Bush）投了否决票，因为他担心这种举措会阻碍产品创新。

科特认为，制药公司投资研制的药物为他们带来意外之财并无不妥。"《罕用药法案》专门用于推动罕见病疗法的创新。"科特说，"如果更多的人最终也能受益于这些研究，那又有何不可？"

尽管如此，罕用药可能还是会引发一场更为广泛的争论：罕用药现在每年消耗60万美元，似乎没有多少，但每年消耗多少资金才算是太多了呢？这个问题是"社会必须去解决的"，世界骨髓瘤基金会董事会成员麦克·斯科特（Mike Scott）说，"它同时涉及商业、科研和社会领域。"

在科特看来，现在应不惜任何代价，专注于开发罕用药，以偿还一笔我们亏欠已久的债。很多医学知识都来源于罕见病研究，如尿素循环、新陈代谢和血液凝固。"我们亏欠罕见病患者很多。"他说，"因为我们对医学的大多数认识都是以罕见病研究为基础的。"

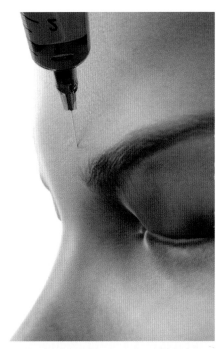

成功的罕用药：肉毒素原本只用于治疗某些引起痉挛的罕见病，现已成为"抗皱明星"。

药物回收面临困境

撰文：杰西卡·瓦普纳（Jessica Wapner）
翻译：冯志华

I NTRODUCTION

为了控制日益高涨的医疗费用，美国允许药房回收药物，捐赠给医疗条件欠佳的患者。但接受捐赠的药房不愿意为处理闲置捐赠药品而破费，医生也不大愿意让患者使用捐赠药品。然而，这些因素仍然没能阻挡药物回收在全美的流行。

每一年，美国人在处方药上的花销高达2,000亿美元。从1997年开始，为了控制日益高涨的医疗费用，美国37个州制定法规，允许医疗机构、患者及其家属回收质量合格、未曾使用的药物，经由当地药房捐赠给医疗条件欠佳的患者。理论上，这项法规将让成千上万的患者获益，但事与愿违，药品回收计划在实际推行过程中遇到了不少困难。

该法规的指导方针是在癌症患者家属的强烈要求下出台的，在整个美国都高度一致：捐赠药品必须是密封的，具备防拆封包装，且距离失效期一般不低于6个月。如果患者服用捐赠药品受到意外伤害，药房不负任何责任。有些药品储存点只接受抗癌药物，有些则接受所有处方药（麻醉品和安眠药除外）。美国一些州允许人们捐赠家庭未用药品，还有一些州出于安全考虑，只接受专业机构（如疗养院）的捐赠。

依照法律规定，美国艾奥瓦州在2007年收集了30多万片药物，零售价合计约29万美元，780位患者接受了捐赠。在塔尔萨（美国俄克拉何马州东北部城市），政府从疗养院回收的药物，一年就为俄克拉何马州的患者节省了约12万美元。尽管这些例子非常成功，但远未达到药品回收法规应有的效力。根据美国癌症协会统计，截至2008年6月，在颁布了药品回收法规的州中，仅有1/3在实施这项计划。

　　一个障碍是费用问题。接受捐赠的药房不愿意为处理闲置捐赠药品而破费，但由于政府没有为储存和处理捐赠药品提供任何补贴，药房不得不把这件事当成一件"彻底"的慈善事业来做。尽管法律中有明确的免责规定，但很多药剂师仍担心捐赠药品出现安全问题而惹上官司。另外，在储存药品时，有些药品需要存放于冰箱中，这也会产生一些问题和成本。

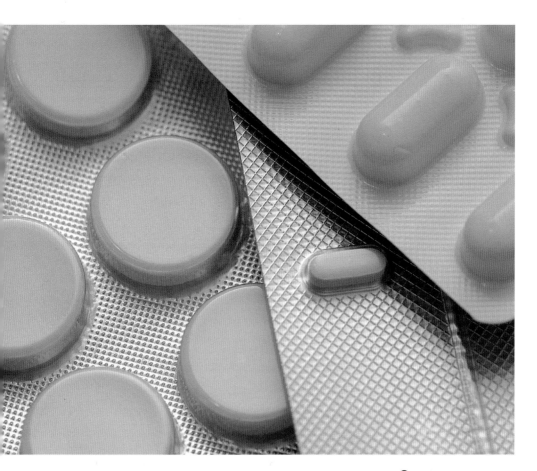

医生也不大愿意让自己的患者使用捐赠药品。他们认为，因为无法确定捐赠药品的来源，所以使用这些药品风险很大。美国圣安东尼奥市一位血液病及肿瘤专家罗杰·莱昂斯（Roger Lyons）说："在不知道药品具体来源的情况下，我们不会让患者使用这些药品。"他表示，给患者开这类药，就如同通过互联网或到国外药店购买处方药一样，"对确保患者得到合适的药物，我负有最终责任，因此，不会冒这个险"。莱昂斯还认为，目前对回收药品的需求很少，"对于一些无法负担药费的患者，我们一般都会为他们提供免费药物"。

无法确保药物的有序供应也是一个麻烦。美国威斯康星州药品回收计划的监督官员道格·昂格勒贝（Doug Englebert）指出，如果药房只能断断续续地收到某种捐赠药物（一段时间有，一段时间没有），患者便很难得到连续有效的治疗，医生"可能对药品回收点产生顾虑，因为药品供应得不到保证"。

昂格勒贝还认为，法规中的一些规定不利于药品回收计划的实施，如药品回收机构不得接受距失效期不足6个月的药物，这将大幅降低合格药物的供应量。实际上，该规定过于谨慎，对于许多尚在有效期内的药物，患者是有需求的，疗效也没有"打折"。此外，防拆封包装必须完好的规定，常使刚开过封的整瓶药物沦为垃圾，只有采用铝塑包装（单剂量包装）的药品不受这一规定的限制。

昂格勒贝说："在制药界，铝塑包装已经很少采用，具有这类包装方式的捐赠药品就更少了。"缺乏经费资助也让药品回收计划难以为继。由于药房情况、捐赠药品存量和种类并未形成一个完整数据库，药品需求方不得不挨个给药房打电话，询问是否有自己需要的处方药。

为了提高药品回收法规的效力，健康顾问、药剂师以

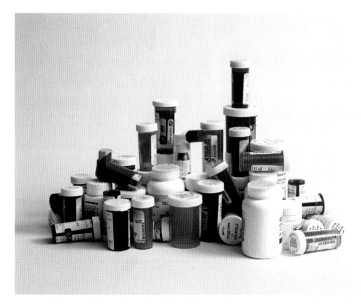

药品回收：美国一些州政府颁布法规，允许医疗卫生机构回收药品。目前，这项计划已取得一定成功。

及自愿者采取了不同的策略。一些诊所将药物回收与患者援助计划结合；还有一些机构则专门回收特种药物，如价格高昂的、患者不易产生耐受性的抗癌药物。

知识普及也很关键：药房应让患者知道，他们该如何使用回收药品。正如昂格勒贝在前面提到的，改变包装方式（更多地采用铝塑包装方式）或许有助于解决药物的安全问题。

对于药品回收计划，很多专家和患者都持乐观态度。美国癌症协会资深政策分析专家萨拉·巴伯（Sarah Barber）指出，药物回收已在全美流行，这表明社会对回收药品是有需求的。她认为，这项计划"在未来将变得更加方便，也更加实用"。

儿童用药风险

撰文：梅琳达·温纳·莫耶（Melinda Wenner Moyer）
翻译：朱机

INTRODUCTION

"小孩不是小大人"，不能简单地按照成人的用药量"酌减"。一项政府报告指出，在多数情况下，医生给患儿开药时仍缺乏充分的信息，从而埋下了用药过量、副作用和长期健康问题等隐患。

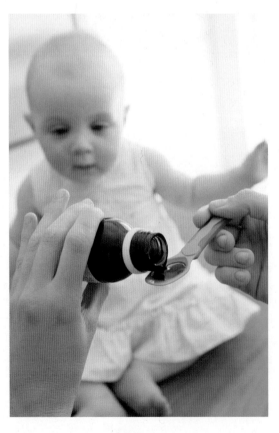

困扰儿科医师多年的一大难题是，患儿需要吃药，但几乎没有什么药物做过儿童用药安全方面的审批。于是很多时候医生在给患儿开药时，既缺乏正确的用药量信息，也不清楚药物可能的副作用。尽管美国国会通过立法激励制药公司提供儿科处方信息，但2012年2月公布的一项研究和一份政府报告却指出，在多数情况下，医生给患儿开药时仍缺乏充分的信息，从

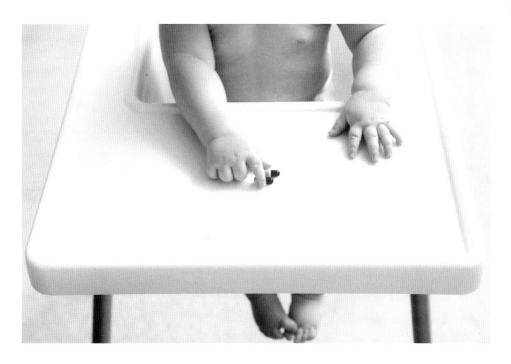

而埋下了用药过量、副作用和长期健康问题等隐患。

　　制药行业不愿在儿童中测试其产品的安全性，原因是风险大、费用高、实施困难，并且儿童在全世界药物消费者中所占的比例很小，对制药公司来说，没什么商业价值。但问题是，儿童的药物代谢与成人不同。费城儿童医院的儿科医师、药理学家彼得·亚当森（Peter Adamson）说："常言道'小孩不是小大人'。不能简单地以为，按成人的用药量'酌减'，小孩用药的效果就会和成人一样。"例如，2000年的一项研究发现，不满5岁的儿童在使用抗癫痫药加巴喷丁（gabapentin）时，实际所需的用药量大于预期，并且该药会导致攻击性行为和多动。经常被不明使用的药物还有镇痛剂、抗生素、哮喘药等。

　　亚当森是前面提到的政府报告的作者之一。在这份2012年2月发布的报告中，他们也强调了另外几项正在开展的儿科用药安全研究：有几项过去从未公开，其余则规模过小，对临床应用没有指导意义；另有少数研究调查的是儿童服药后的长期效果。克利夫兰医学中心的埃里克·科迪什（Eric Kodish）也是该报告的作者之一，他说，尽管新近的一些法律条款确实有助于保护儿童，但"我们还有很长的路要走"。

医生与患者的社交网络

撰文：詹宁·因泰兰迪（Jeneen Interlandi）
翻译：赵瑾

INTRODUCTION

目前，已有公司在建设基于医患社交网络的医疗服务平台。利用这个平台，患者可以通过手机短信或网络，每天报告自己的症状，医生则根据这些信息，对患者的治疗方案做出即时评价。

尽管现代医学不断进步，但许多慢性疾病的治疗仍然不规范，甚至变来变去。克罗恩病（Crohn's disease）是一种让人非常痛苦的慢性消化道疾病，常见于青少年中。对于这类疾病的治疗，在用药、饮食调整、替代疗法等方面，流传着很多说法，有时会相互矛盾，让人无所适从。为了改变这种局面，一个由儿科医生和计算机科学家组成的团队，正着手开发一种新型社交网络，让医生和患者成为临床研究的"合作者"。

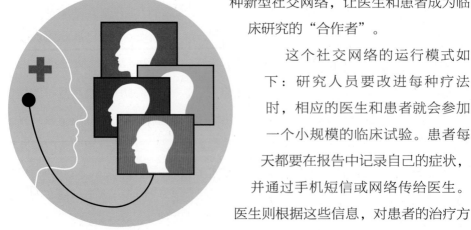

这个社交网络的运行模式如下：研究人员要改进每种疗法时，相应的医生和患者就会参加一个小规模的临床试验。患者每天都要在报告中记录自己的症状，并通过手机短信或网络传给医生。医生则根据这些信息，对患者的治疗方案做出即时评价：药物剂量是否需要调整？新的饮食方案是否有助于缓解症状？随后，每个这类试验的数据都将储存在一个网络数据库中，研究人员通过分析数据库中类似试验的信息，进一步研究疾病治疗中尚存疑问的地方。该网络初步运行时，医生在没有使用任何新药的情况下，就把患者症状的缓解率从55%提高到78%。美国辛辛那提儿童医院医学中心的彼得·马戈利斯（Peter Margolis）说："我们的想法是，在确保患者得到持续治疗的同时，实时收集相关数据。这种研究方式必将改变我们对克罗恩病的认识和治疗。"马戈利斯同时也是这个社交网络——慢性病护理协作网络（C3N）的创办人之一。

2011年年初，C3N开始在全美30多个研究机构运行。虽然这个网络目前主要针对儿童克罗恩病的治疗，但它完全可能

电子处方

医生在开具电子处方时，更倾向于选择非专利药物，而非价格昂贵的品牌药。在数字化系统内，医生可以键入处方，并通过无线网络传给药店。一项长达18个月、针对35,000位美国马萨诸塞州医生的调查研究显示，数字化系统在18个月内，令非专利药物在处方上所占的比例从55%上升至61%。相反，在不会使用电子处方的另一组医生中，他们开出的非专利药物相对较少。调查期间，非专利药物在这些医生所开处方上所占的比例只从53%上升到56%。到目前为止，只有20%的医生使用电子处方。研究人员表示，如果电子处方得到广泛推广，那么每年每100,000名患者便能节省400万美元的开支。此项发现刊登于2008年12月8日的《内科学文献》（*Archives of Internal Medicine*）上。

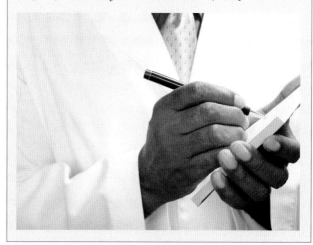

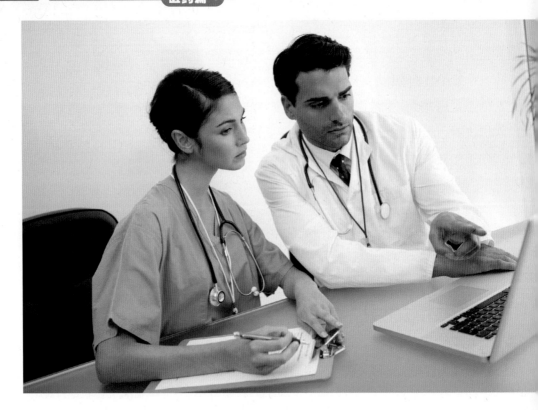

发展起来，逐步涵盖糖尿病、心脏病、银屑病，甚至癌症等其他慢性疾病。这个网站的创办者认为，C3N为那些盈利预期不那么好的临床研究提供了一个新平台。C3N首席网络构架师、美国麻省理工学院媒体实验室的博士研究生伊恩·埃斯利克（Ian Eslick）说："因为大型临床试验成本极高，所以只有那些可能带来巨额回报的疗法才可能走到这一步。现在有了C3N，我们就能科学地测试益生菌、无谷蛋白膳食、铁摄入量的调节等人们已经在家里尝试过、有望缓解病情的其他疗法，尽管这些疗法不大可能带来金钱回报。"

医疗改革的关键

撰文：蒂亚·戈斯（Tia Ghose）

翻译：崔略商

INTRODUCTION

当全科医生短缺时，补充助理医师和执业护士能使医疗机构花更多的时间来教育患者，让他们更了解自己的病情，这不仅能改善医疗服务的质量，也能让患者就诊更加方便。

随着医疗改革在未来五年逐步实施，数百万新参加保险的人开始寻求治疗，全科医生短缺的局面会更加严重。许多研究人员预计，助理医师（PA）和执业护士将逐渐填补这个缺口。他们已经身处前线，处理越来越多的常规门诊，他们的数量在未来几年内可能会有所增加。研究人员发现，在医生办公室中补充助理医师和执业护士不仅能改善医疗服务的质量，也能让患者更方便地就诊。

目前，美国公共卫生机

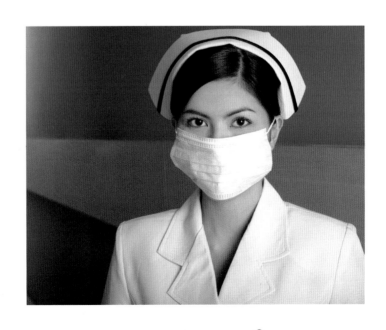

构雇用的助理医师和执业护士的数量是私人诊所的两倍。

近日发表在《公共卫生杂志》（*Journal of Community Health*）上的一项研究发现，医疗机构之所以能给更多患者提供诊疗服务和维持更长的营业时间，在一定程度上要归功于助理医师和护士。医疗机构也能花更多的时间来教育患者，让他们更了解自己的病情，而这些事情在大多数时候也由助理医师和护士完成，而非医生。此外，医疗机构还采取了高效的分工方式：助理医生大多处理急性疾病，如感冒和轻伤，而医生的主要工作是治疗慢性疾病。但是，上述研究论文的作者之一、美国著名医保咨询公司卢因集团的卫生服务研究员罗德里克·胡克（Roderick Hooker）说，现在的实际情况却是，哪位医生在办公室值班，就由哪位医生给患者看病，而不是根据患者病情的复杂程度决定谁来看病。随着越来越多的助理医师和护士加入私人诊所，公共医疗机构可作为这些诊所的范例。当新患者如潮水般涌来时，医生需要得到他们能得到的所有帮助。

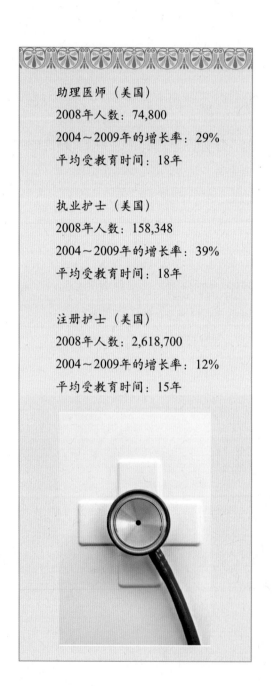

助理医师（美国）
2008年人数：74,800
2004～2009年的增长率：29%
平均受教育时间：18年

执业护士（美国）
2008年人数：158,348
2004～2009年的增长率：39%
平均受教育时间：18年

注册护士（美国）
2008年人数：2,618,700
2004～2009年的增长率：12%
平均受教育时间：15年

个性化医疗时代来临?

撰文: 萨莉·莱尔曼 (Sally Lehrman)
翻译: 朱丽

INTRODUCTION

基因检测的普及让个性化医疗离我们越来越近,我们可以寻根问祖、预测疾病。但目前的实验数据尚不充分,也没有制定具有法律效应的行业规范,科学家质疑此项服务的实用性。基因检测仍有待完善,个性化医疗时代还远未到来。

不久,你只需花费1,000多美元,就能享受到不少新公司提供的基因组扫描服务。利用基因序列,你可以寻根问祖,找出遗传缺陷和潜在的健康问题;还可以比较自己与名人的基因序列,看看"差别"在哪里;甚至可以与亲朋好友共享基因信息。在互联网上,关于基因检测的各种报道层出不穷,但一些观察家却认为,基因检测的实用性远低于"娱乐性"。

十多年前,

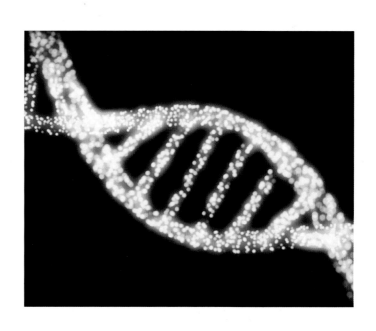

针对普通消费者的遗传检测服务就已问世，但在当时，大多数服务都只能检测少量基因变异。最近几年，得益于基因芯片技术的迅速发展，遗传检测服务的质量大幅提升：能一次性扫描大量的目标基因，而且效率更高、价格更低。最近，美国加利福尼亚州红木岸的Navigenics公司、山景城的23andMe公司以及冰岛雷克雅未克的deCODE公司，都推出了与二十多种疾病和身体特征相关的遗传检测服务。同时，美国马萨诸塞州剑桥市的Knome公司提出，消费者只要缴纳35万美元，就能像克雷格·文特尔（J. Craig Venter，美国赛莱拉基因组公司原总裁）和詹姆斯·沃森（James D. Watson，1963年诺贝尔生理学或医学奖得主、人类基因组计划负责人）一样，获得自己的全基因组序列和相关分析

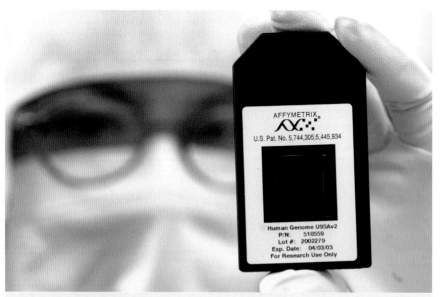

基因组扫描：利用美国昂飞公司研制的基因芯片可以快速扫描基因变异。

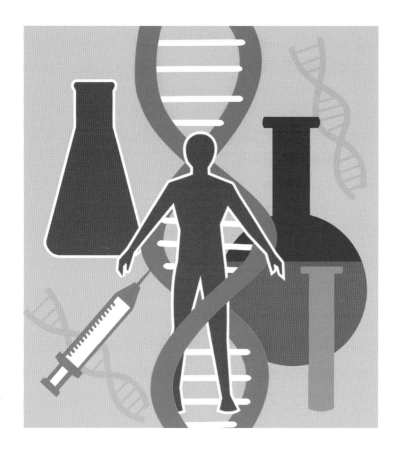

报告。

　　利用新型工具比对大量基因序列之后，遗传学家发现，基因变异与疾病发生率之间的确有紧密联系。不过，美国疾病控制与预防中心（CDC）公共健康基因组办公室主任穆因·库利（Muin Khoury）却认为，到目前为止，实验数据还不够充分，有些数据甚至相互矛盾，因此，在现阶段，测定基因组序列或者扫描可能的致病基因"无法获得有用信息"。

　　实际上，除了少数由单个基因突变引发的罕见疾病以外，大多数遗传缺陷都不是直接的致病因素。在人体这样一个复杂的生物系统中，基因与基因、核糖核酸、蛋白质、化学分子之间，都存在相互作用。糖尿病、心脏病等

药物基因组学

　　是基因组研究与药理学研究相结合的一门交叉学科，主要研究基因变异所致的不同患者对药物的不同反应，并在此基础上研制新药或新的用药方法，避免患者服用低效、无效甚至有毒副作用的药物。

复杂疾病，就是多种行为、环境因素与许多未知基因共同作用的结果。

　　在库利看来，很多东西尚未研究透彻，现在利用基因与疾病的关系诊断或治疗疾病还为时过早。他指出，基因检测的结果能在多大程度上改变人们的生活习惯，仍是一个未知数；医生也不知道如何用从药物基因组学研究中得到的关于药物代谢的信息为患者开药方。有时，在线提供的检测服务甚至与遗传医学完全无关。2006年7月，美国审计局对多家营养遗传学公司提供的服务进行调查，得到的结果令人相当失望：有些营养遗传学公司根本没有进行任何DNA分析，完全是在用"医学上毫无根据的预测来误导消费者"。

　　面对质疑，新兴基因检测公司也有应对之策：加大科普宣传，纠正人们对基因检测的错误认识；暂停医疗服务项目；提高基因检测服务水平，向人们提供有价值的健康信息，并鼓励消费者以此指导自己的日常生活。他们认为，遗传研究在不断进步，人们现在就可以利用遗传信息，与医生们一起对付疾病，或有计划地改变饮

营养遗传学

　　又称营养基因学，是营养学和遗传学的交叉学科，其主要研究内容是，根据个人遗传特征，制定合适的食谱。

食及行为习惯。Navigenics公司首席执行官玛丽·贝克（Mari Baker）说："科学的发展和完善是一个漫长的过程，与其傻傻地坐等科学技术发展成熟，不如现在就行动起来。目前，我们公司会为消费者扫描180万个基因位点，虽然不是每个位点都能提供有用信息，但一旦有新的研究成果出现，消费者就能立即享用。"Navigenics公司还打算把消费者的家族病史、过去的药物使用情况等信息都纳入分析范围。

一些专家担心，使用尚未成熟的技术可能导致严重后果。美国遗传联合会主席兼首席执行官莎伦·特里（Sharon Terry）说："与全基因组扫描相关的研究还很少，在有足够的实用信息出现之前，普通消费者可能会对基因检测服务失去兴趣。"目前，遗传联合会不仅在开发一些在线工具（如向大众提供遗传信息的WikiGenetics网站），还忙于制定一些行业规范，防止基因歧视，保护个人隐私，规定基因检测的质量和有效性。不过，到目前为止，这些规范还不具备法律效应。

虽然Navigenics、23andMe和deCODE公司努力让消费者可以拥有自己的遗传数据，但问题是，这些公司向商业或非营利性合作伙伴开放数据库。库利认为，科学研究应按既定方案进行，不应该是消费市场的副产品。就目前而言，实现个性化医疗最好，也最容易得到的"工具"，其实是科技含量和成本都最低的家族健康史。它既反映了多个基因之间的相互作用，又反映了环境和行为方式对身体健康的影响。遗憾的是，只有不到1/3的人有效收集了家族成员的健康信息。库利指出，基因检测是一项非常先进的技术，但科学家还需要很长的时间，才能将基因组学的发现应用到现实生活中。

图书在版编目（CIP）数据

现代医学真的进步了吗 /《环球科学》杂志社，外研社科学出版工作室编. —
北京：外语教学与研究出版社，2013.9
（《科学美国人》精选系列. 科学最前沿医药篇）
ISBN 978-7-5135-3598-4

I. ①现… II. ①环… ②外… III. ①医学－普及读物 IV. ①R-49

中国版本图书馆CIP数据核字(2013)第220949号

封面图片由达志影像提供

出 版 人　蔡剑峰
责任编辑　何　铭
封面设计　覃一彪
版式设计　水长流文化
出版发行　外语教学与研究出版社
社　　址　北京市西三环北路19号（100089）
网　　址　http://www.fltrp.com
印　　刷　北京利丰雅高长城印刷有限公司
开　　本　730×980　1/16
印　　张　15
版　　次　2013年11月第1版 2013年11月第1次印刷
书　　号　ISBN 978-7-5135-3598-4
定　　价　49.00元

购书咨询：(010)88819929 电子邮箱：club@fltrp.com
如有印刷、装订质量问题，请与出版社联系
联系电话：(010)61207896 电子邮箱：zhijian@fltrp.com
制售盗版必究 举报查实奖励
版权保护举报电话：(010)88817519
物料号：235980001